Geschlechtliche Vielfalt in der Hebammenarbeit

Marcel Hackbart •
Cornelia Schwenger-Fink

Geschlechtliche Vielfalt in der Hebammenarbeit

Reflektiert, sensibel und professionell begleiten

Springer

Marcel Hackbart
Angewandte Psychologie
Europäische Fernhochschule Hamburg
Hamburg, Deutschland

Cornelia Schwenger-Fink
Hebammenwissenschaft
Fachhochschule des Mittelstands
Hannover, Deutschland

ISBN 978-3-662-73601-2 ISBN 978-3-662-73602-9 (eBook)
https://doi.org/10.1007/978-3-662-73602-9

Die Deutsche Nationalbibliothek verzeichnet diese Publikation in der Deutschen Nationalbibliografie; detaillierte bibliografische Daten sind im Internet über https://portal.dnb.de abrufbar.

Springer ist ein Imprint der eingetragenen Gesellschaft Springer-Verlag GmbH, DE und ist ein Teil von Springer Nature.
Die Anschrift der Gesellschaft ist: Heidelberger Platz 3, 14197 Berlin, Germany

Vorwort

In der täglichen Praxis begegnen Hebammen[1] Menschen in besonders sensiblen, existenziellen und zumeist vulnerablen Lebenssituationen. Von der Familienplanung über Schwangerschaft, Geburt und Wochenbett bis hin zur Stillzeit und frühen Elternschaft sind Hebammen mit einer Vielfalt individueller Lebenssituationen, Erwartungen, Bedürfnisse und Herausforderungen konfrontiert. Diese Vielfalt macht deutlich, wie zentral eine professionalisierte, chancengerechte und inklusionssensible Haltung für die Arbeit von Hebammen ist. Nur wenn Hebammen Barrieren erkennen, reflektieren und aktiv abbauen, können sie sicherstellen, dass alle betreuten Personen Zugang zu einer respektvollen, individuellen und fachlich hochwertigen Versorgung erhalten. Inklusives Handeln ist dabei nicht nur ein ethischer Anspruch, sondern ein wesentlicher Bestandteil professioneller Hebammenarbeit: Es schafft Vertrauen, reduziert gesundheitliche Ungleichheiten, wirkt Stigmatisierungen entgegen und stärkt die Autonomie der Familien nachhaltig. Es fordert von Hebammen Offenheit, kontinuierliche Selbstreflexion, soziale Sensibilität sowie die Bereitschaft, sich mit struktureller Diskriminierung und gesellschaftlichen Machtverhältnissen auseinanderzusetzen.

Rund um Schwangerschaft, Geburt und Wochenbett werden Themen wie Körper, Identität, Rollenbilder und soziale Zugehörigkeit in besonderer Weise konzentriert sichtbar – und damit auch das Konzept von Geschlechtlichkeit. Was lange als selbstverständlich und eindeutig schien, zeigt sich bei genauer Betrachtung als komplex, dynamisch und vielschichtig. Eine schwangere Person kann beispielsweise im Mutterpass als „Maria“ geführt werden, während sie im persönlichen Gespräch darum bittet, als „Mario“ und mit dem Pronomen „er“ angesprochen zu werden. Mario ist trans*: Zusammen mit seinem Partner Oliwier erwartet er sein

[1] Der Begriff „Hebamme“ wird entsprechend dem Hebammengesetz geschlechtsneutral verwendet und gilt für alle Berufszugehörigen (HebG § 3).

erstes Kind. In einer anderen Situation bringt Sophie das Kind „Elif" zur Welt, dessen körperliche Geschlechtsmerkmale keiner medizinischen Norm von „weiblich" oder „männlich" eindeutig zugeordnet werden können. Die Eltern wünschen sich, nach fachlicher Aufklärung über Varianten der Geschlechtsentwicklung, in diesem Fall eine zurückhaltende Herangehensweise und keinen vorschnellen Geschlechtseintrag. Solche Beispiele verdeutlichen, dass geschlechtliche Vielfalt nicht abstrakt, sondern im unmittelbaren Alltag der Hebammenarbeit präsent ist. Geschlechtlichkeit ist vielfältig und in hohem Maße variantenreich. Wenn wir diese Vielfalt professionell anerkennen, schaffen wir Räume, in denen sich alle Familien gesehen, respektiert und sicher fühlen können – unabhängig davon, welche Geschlechtlichkeit sie mitbringen.

Mit diesem Buch möchten wir einen Überblick über geschlechtliche Vielfalt geben, zentrale Bezugspunkte für die alltägliche Hebammenarbeit herausarbeiten und Wege zu einem wertschätzenden und diversitätssensiblen Umgang aufzeigen. Unser Fokus liegt auf der Mikroebene: dem psychologischen Erleben, der Kommunikation, den Beziehungsdynamiken und der Interaktion zwischen Hebammen und Klient*innen. Zugleich verstehen wir diese Ebene nicht isoliert. Vielmehr betrachten wir sie im Kontext gesellschaftlicher Strukturen, Normen und Machtverhältnisse, die den Alltag sowohl von Hebammen als auch von Familien prägen. Beide Ebenen – die individuelle und die strukturelle – stehen in Wechselwirkung zueinander, beeinflussen sich fortlaufend und formen die Möglichkeiten, Grenzen und Chancen professioneller Begleitung.

Die Idee zu diesem Buch entstand 2025 im Rahmen unseres kollegialen, fachlichen Austauschs. Unsere unterschiedlichen beruflichen Perspektiven und Expertisen – ebenso wie unsere „Expertise des Nichtwissens" im systemischen Sinne – bildeten eine wertvolle Grundlage für die Entwicklung dieses Projekts. Marcel Hackbart ist promovierter Psychologe sowie Sexualwissenschaftler und seit vielen Jahren in queeren Kontexten, in der Vielfaltsförderung sowie in der Antidiskriminierungsarbeit aktiv. Cornelia Schwenger-Fink ist seit 2002 Hebamme mit fundierter Erfahrung sowohl in der klinischen als auch außerklinischen Betreuung. Als promovierte Pädagogin hat sie viele Jahre eine Hebammenschule geleitet und ist seit der Akademisierung der Ausbildung als Professorin für Hebammenwissenschaft an einer Fachhochschule tätig. Die Verbindung unserer fachlichen Hintergründe ermöglichte es uns, Themen aus unterschiedlichen Blickwinkeln zu betrachten und die für dieses Buch ausgewählten Schwerpunkte sorgfältig zu diskutieren. Der daraus entstandene thematische Kanon versteht sich als bewusste Auswahl und nicht als umfassende Darstellung aller relevanten Aspekte geschlechtlicher Vielfalt. An einigen Stellen war eine gezielte Komplexitätsreduktion notwendig – beispielsweise dort, wo intersektionale Fragestellungen nur angerissen werden können, obwohl sie für das Erleben vieler Familien und Hebammen eine große Rolle spielen.

Das Buch gliedert sich in sechs Kapitel, die unterschiedliche Facetten des Themas beleuchten, aufeinander aufbauen und systematisch miteinander verknüpft sind. Im ersten Kapitel wird einleitend das Konzept der Geschlechtlichkeit sowie die Darstellung geschlechtlicher Vielfalt beleuchtet. Hier werden zentrale Begriffe und Dimensionen zur Geschlechtlichkeit in den Fokus gestellt. Das folgende, zweite Kapitel lenkt einen Blick auf die negativen Seiten der Lebenswelten von Personen einer geschlechtlichen Minorität: Diskriminierung in einer heteronormativen Gesellschaft. Im dritten Kapitel wird auf die Bedeutung der professionellen Beziehungsgestaltung in der Hebammenarbeit mit Bezügen zur geschlechtlichen Vielfalt eingegangen. Kapitel vier und fünf haben spezifische Perspektiven: Im vierten Kapitel wird verstärkt ein Blick auf Kinder mit Varianten der Geschlechtsentwicklung gelegt, während Kapitel fünf die Geschlechtsidentität von Eltern betrachtet. Final wird im Kapitel sechs die Regenbogenkompetenz für und von Hebammen dargestellt. Jedes Kapitel schließt mit Reflexionsfragen zur eigenen Person, zur Gesellschaft und spezifisch zur Hebammenarbeit.

Wie bedanken uns ganz herzlich bei allen Personen, die uns zu Versionen und Teilen des Manuskripts eine qualifizierte Rückmeldung gegeben haben: Toni Böhm (Hebamme; Cocoon – queerfeministisches Hebammen*kollektiv), Ursula Rosen (Intergeschlechtliche Menschen e. V.), Prof. Dr. Barbara Thies (Institut für Pädagogische Psychologie, TU Braunschweig) und Christiane Winkler (Hebamme; Promovierende am Kompetenzzentrum Hebammenwissenschaft, Hochschule Osnabrück). Da nicht immer alle Anmerkungen umgesetzt oder in Einklang gebracht werden konnten, entsprechen die Inhalte nicht zwangsläufig den Perspektiven der genannten Personen.

Wir hoffen, dass dieses Buch dazu beiträgt, geschlechtliche Vielfalt als selbstverständlichen Bestandteil professioneller Hebammenarbeit zu verankern, Reflexionsprozesse anzuregen und Sicherheit im Umgang mit vielfältigen Lebensrealitäten zu stärken. Wir wünschen allen Leser*innen eine inspirierende, bereichernde und erkenntnisreiche Lektüre.

Hamburg, Deutschland — Marcel Hackbart
Hannover, Deutschland — Cornelia Schwenger-Fink

Inhaltsverzeichnis

Geschlechtliche Vielfalt 1

Inhaltsverzeichnis

Geschlechtliche Vielfalt beschreibt die Vielzahl körperlicher, psychischer, sozialer und rechtlicher Aspekte, die die Geschlechtlichkeit eines Menschen formen. Dieses Kapitel führt grundlegend in das Thema ein und zeigt, warum ein umfassendes Verständnis von Geschlechtlichkeit für alle Bereiche der reproduktiven Lebensphase bedeutsam ist. Es wird aufgezeigt, dass Geschlechtlichkeit nicht allein biologisch festgelegt ist, sondern aus mehreren Dimensionen besteht. Ziel des Kapitels ist es, ein fundiertes und sensibel reflektiertes Verständnis geschlechtlicher Vielfalt zu vermitteln. Es stellt die fünf zentralen Dimensionen von Geschlecht vor – Körpergeschlecht, Geschlechtsidentität, Geschlechtsausdruck, Geschlechterrollen und juristisches Geschlecht – und zeigt, wie diese zusammenwirken. Darü-

M. Hackbart, C. Schwenger-Fink, *Geschlechtliche Vielfalt in der Hebammenarbeit*, https://doi.org/10.1007/978-3-662-73602-9_1

ber hinaus verweist das Kapitel auf bestehende Barrieren, gesellschaftliche Entwicklungen und die Notwendigkeit einer inklusiven und selbstbestimmungsorientierten Versorgung. Damit wird die Grundlage, sich vertiefend mit der Komplexität und Bedeutung geschlechtlicher Vielfalt auseinanderzusetzen, geschaffen.

1.1 Geschlechtlichkeit

Der Mensch ist keine zweigeschlechtliche Spezies und „geschlechtliche Vielfalt" beschreibt die Realität, dass es mehr als nur „Frau" und „Mann" gibt. Geschlechtlichkeit ist komplex und so vielfältig, wie es Individuen auf der Welt gibt. In den letzten Jahren hat sich das öffentliche Bewusstsein für geschlechtliche Vielfalt deutlich erweitert. Politische und gesellschaftliche Entwicklungen tragen dazu bei, Vorurteile abzubauen und Inklusion zu fördern. Neben gezielter Feindlichkeit (u. a. Engelmann 2019) und Diskriminierung (➔ Kap. 2) bestehen dennoch weiterhin strukturelle Barrieren, mit denen viele Personen konfrontiert sind – auch in der reproduktiven Lebens- und Familienphase. Die Auseinandersetzung mit geschlechtlicher Vielfalt ist deshalb nicht nur ein Thema der Gleichberechtigung, sondern auch ein Schritt hin zu mehr Menschlichkeit, Respekt und Selbstbestimmung. Eine inklusive Gesellschaft beginnt mit dem Verständnis für die Vielfalt – und Vielfalt muss von der Vielfalt aus gedacht werden (Hartmann 2017). Dies heißt selbstverständlich, dass geschlechtliche Vielfalt auch „männlich" und „weiblich" berücksichtigt.

Um diese Komplexität zugänglich zu machen und darzustellen, lässt sich Geschlechtlichkeit in verschiedene Dimensionen unterteilen (vgl. u. a. Hackbart und Tischoff 2020; Hyde et al. 2019; Voß 2018):

1. Körpergeschlecht (Sex)
2. Geschlechtsidentität (Gender Identity)
3. Geschlechtsausdruck (Gender Performance oder Expression)
4. Geschlechterrollen und gesellschaftliche Erwartungen (Gender)
5. Juristisches Geschlecht (Geschlechtseintrag)

Geschlechtlichkeit ist also ein biopsychosoziales Konstrukt (Abb. 1.1).

▶ **Geschlechtlichkeit** Allgemeiner Begriff, der verschiedene Dimensionen und Ausprägungen von Geschlecht beinhaltet.

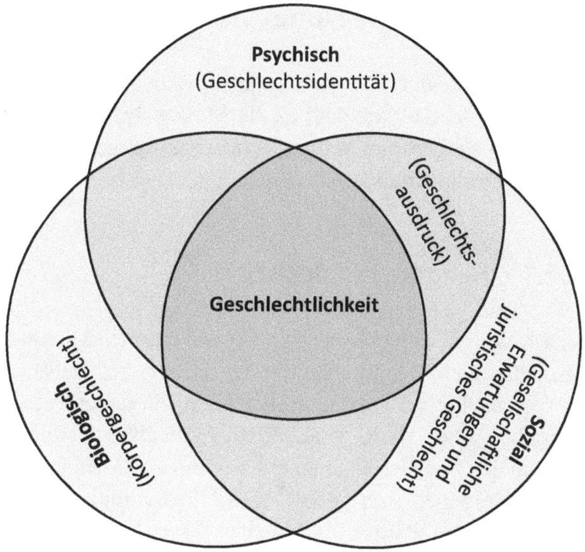

Abb. 1.1 Biopsychosoziales Modell zur Geschlechtlichkeit. (Anmerkungen: Eigene Darstellung)

Abgesehen von den gesellschaftlichen Erwartungen und – in den meisten Staaten – dem juristischen Geschlechtseintrag, die auch als distale Dimensionen gewertet werden können, lässt sich keines der weiteren, proximalen Merkmale (Körpergeschlecht, Geschlechtsidentität und Geschlechtsausdruck) ausschließlich in zwei Geschlechter einteilen. Außerdem stimmen die Dimensionen nicht immer überein: Eine Person kann körperlich männlich sein, sich als weiblich identifizieren und sich androgyn kleiden. Das traditionelle, binäre Geschlechtermodell wird dieser Komplexität nicht gerecht.

▶ **Binäres Geschlechtermodell** Ein gesellschaftliches Modell, das die Existenz ausschließlich zweier Geschlechter – männlich und weiblich – als gegeben annimmt.

In vielen Kulturen und Gesellschaften existieren seit jeher unterschiedliche Vorstellungen davon, was Geschlecht bedeutet und wie es gelebt wird (u. a. Nanda 2014; vgl. Mae und Saal 2014). Beispielsweise gibt es in Indien die geschlechtliche Kategorie Hijra, die im Kontext des Hinduismus ein drittes Geschlecht darstellt, mit dem wichtige Funktionen einhergehen.

1.2 Proximale Dimensionen von Geschlechtlichkeit

Proximal bedeutet, dass etwas nahe am Ausgangspunkt einer Struktur ist. In Bezug auf Geschlechtlichkeit sind es die Merkmale, die direkt und unmittelbar mit dem einzelnen Individuum verknüpft sind: Körpergeschlecht, Geschlechtsidentität und Geschlechtsausdruck.

1.2.1 Körpergeschlecht

Das Körpergeschlecht (➔ Kap. 4) wird zumeist herangezogen, um eine Aussage über die Geschlechtlichkeit einer Person zu treffen. Üblicherweise wird das Körpergeschlecht über Chromosomen, Gonaden, Hormone und Genitalien beschrieben (vgl. Hyde et al. 2019; Schweizer 2012a; Voß 2018). Wenn weitere Merkmale, zumeist sogenannte sekundäre Geschlechtsmerkmale, berücksichtigt werden, ergeben sich nach Debus und Laumann (2018, S. 68) insgesamt zwölf Merkmale des Körpergeschlechts: innere und äußere Geschlechtsorgane, Hormone, Gehirnstruktur, Körpergröße, Körperbehaarung, Stimmhöhe/-tiefe, Form/Größe der Brust/Brüste, Zeugungs-/Gebärfähigkeit, Erektionsfähigkeit, Orgasmusfähigkeit und Ejakulationsfähigkeit. Hier zeigt sich auch innerhalb der Dimension des Körpergeschlechts eine große Komplexität. In Bezug auf das Körpergeschlecht lassen sich insbesondere zwei Kategorien unterscheiden: Endo-[1] und Intergeschlechtlichkeit.[2]

▶ **Endogeschlechtlichkeit** Geschlechtsbeschreibung für Personen, deren körperliche Merkmale eindeutig den medizinischen Kategorien „männlich“ oder „weiblich“ zugeordnet werden können.

▶ **Intergeschlechtlichkeit** Geschlechtsbeschreibung für Personen, deren körperliche Merkmale nicht oder nicht eindeutig den medizinischen Kategorien „männlich“ oder „weiblich“ zugeordnet werden können (auch als „Varianten der Geschlechtsentwicklung“ beschrieben).

---

[1] Im Folgenden wie folgt abgekürzt: Endo für Endogeschlechtlichkeit sowie endo für endogeschlechtlich (inkl. Flexionen).

[2] Im Folgenden wie folgt abgekürzt: Inter* für Intergeschlechtlichkeit sowie inter* für intergeschlechtlich (inkl. Flexionen). Der Asterisk (*) steht für die Vielfalt von Intergeschlechtlichkeit.

Es gibt sehr viele unterschiedliche Varianten der (körperlichen) Geschlechtsentwicklung (Hughes et al. 2006; Voß 2012), die sowohl phänotypisch offensichtlich, aber auch nichtoffensichtlich sein können. Oft wissen inter* Personen gar nicht, dass sie inter* sind (vgl. Schweizer 2012b; Voß 2012). Je nach Definition von Inter* gibt es unterschiedliche Schätzungen zwischen 0,018 und 2,1 bzw. 3,8 % an der Gesamtbevölkerung (Hauck et al. 2019). Die Vereinten Nationen (o. J.) sprechen von 0,05 bis 1,7 %. Bei einer sehr weiten Begriffsauffassung von Inter*, bei der sekundäre Geschlechtsmerkmale berücksichtigt werden, müsste auch bei sonst körperlich eindeutigen Männern, aber ohne bzw. mit wenig Bartwuchs, von Inter* gesprochen werden. Diese Auffassung ist jedoch unüblich, wenngleich sie noch einmal die Komplexität von Körpergeschlecht aufzeigt.

1.2.2 Geschlechtsidentität

Die relevante Ebene zur Beschreibung der Geschlechtlichkeit einer Person ist die Geschlechtsidentität (➔ Kap. 5) (Hackbart und Tischoff 2020). Die Geschlechtsidentität beschreibt das „Bewusstsein bezüglich des eigenen Geschlechts“ (Siegler et al. 2021, S. 630), das heißt, wie eine Person sich selbst geschlechtlich sieht, und sie entwickelt sich üblicherweise im Laufe der frühen Kindheit. Die meisten Personen sind cisgeschlechtlich[3] und identifizieren sich als Männer oder Frauen.

▶ **Cisgeschlechtlichkeit** Geschlechtsbeschreibung für Personen, deren Geschlechtsidentität mit dem Körpergeschlecht bzw. dem zugewiesenen Geschlecht, dem sogenannten „Hebammengeschlecht“, übereinstimmt.

Neben Cis gibt es auch eine Reihe weiterer Geschlechtsidentitäten. Besonders relevant sind hier Transgeschlechtlichkeit,[4] Nonbinarität und Genderfluidität (vgl. Hackbart und Tischoff 2020). Mit Cis, Trans* und Nonbinarität (inkl. Genderfluidität) lassen sich nach bestimmten Definitionen alle Geschlechtsidentitäten beschreiben. Allerdings sind die Definitionen stellenweise grob und auch einem Wandel unterzogen. Einige Personen finden ihre Identität auch nicht angemessen mit den Begriffen beschrieben. Hier gilt, dass Individuen Expert*innen für sich selbst

[3] Im Folgenden wie folgt abgekürzt: Cis für Cisgeschlechtlichkeit sowie cis für cisgeschlechtlich (inkl. Flexionen).

[4] Im Folgenden wie folgt abgekürzt: Trans* für Transgeschlechtlichkeit sowie trans* für transgeschlechtlich (inkl. Flexionen). Der Asterisk (*) steht für die Vielfalt von Transgeschlechtlichkeit.

sind, auch in Bezug auf ihre Geschlechtsidentität. So kann auch Inter* eine relevante Geschlechtsidentitätskategorie für Personen darstellen und oft werden trans*, inter* und nonbinäre Personen unter dem Akronym TIN* zusammengefasst.

▶ **Transgeschlechtlichkeit** Geschlechtsbeschreibung für Personen, deren Geschlechtsidentität mit dem Körpergeschlecht bzw. dem zugewiesenen Geschlecht, dem sogenannten „Hebammengeschlecht“, nicht übereinstimmt (zumeist in einem binären Geschlechtermodell).

▶ **Nonbinäre/abinäre Geschlechtsidentität** Geschlechtsbeschreibung für Personen, die sich nicht als männlich oder weiblich identifizieren, sondern als beides gleichzeitig, zwischen männlich und weiblich oder als weder männlich noch weiblich.

▶ **Genderfluide Geschlechtsidentität** Geschlechtsbeschreibung für Personen, deren Geschlechtsidentität situativ oder über längere Phasen hinweg wechselt.

Trans* Personen, die sich nicht mit ihrem Körpergeschlecht bzw. ihrem zugewiesenen Geschlecht identifizieren, sind oft binär ausgerichtet, ordnen sich also im binären Geschlechtersystem ein. So haben trans* Männer eine männliche Geschlechtsidentität und trans* Frauen eine weibliche Identität. Es gibt aber auch trans* Personen mit einer nonbinären Identität. Oft gibt es auch Überschneidungen von Inter* und Trans* bzw. Nonbinarität, z. B., wenn eine geschlechtsnormierende Operation bei inter* Kindern (➔ Kap. 4) entgegen oder unabhängig von der (späteren) Geschlechtsidentität vorgenommen wurde (vgl. Voß 2012).

Die öffentliche Wahrnehmung von trans* Personen hat im Verlauf des jungen 21. Jahrhunderts stark zugenommen (Schotel und Mügge 2024), auch durch trans*feindliche Strömungen (Engelmann 2019). Dies suggeriert oft eine große Anzahl von trans* Personen an der Gesamtbevölkerung. Arcelus et al. (2015) stellten metaanalytisch heraus, dass 0,0046 % der Bevölkerung trans* Personen sind, die Hilfe für Geschlechtsangleichungen annehmen. Der Wert unterscheidet sich jedoch nach Region und Zeit. Die Deutsche Gesellschaft für Trans*- und Inter*geschlechtlichkeit (2021) schätzt den Anteil der Menschen, die ein Verfahren nach dem Transsexuellengesetz (TSG) durchliefen, auf 0,00038 % (für die Jahre 1995 bis 2000). Da jedoch für viele trans* Personen dieses Verfahren nicht attraktiv war, dürfte der tatsächliche Anteil an trans* Personen deutlich höher liegen. Schätzungen und Studien beziffern diesen auf mindestens 0,2 % (Meier und Labuski 2013), 0,39 % (USA; Meerwijk und Sevelius 2017) und 0,69 % (Brasilien; Spizzirri et al. 2021). Bei diesen Schätzungen sind jedoch nonbinäre Personen nicht inkludiert. In der bevölkerungsrepräsentativen GEDA-Studie („Gesundheit in Deutschland aktuell“; Pöge et al. 2022) gaben 0,49 % an, trans* zu sein, und weitere 0,13 % wurden als genderdivers klassifiziert. Spizzirri et al. (2021) geben mit 1,19 % einen deutlich höheren Anteil von nonbinären Personen für Brasilien an.

Es ist Folgendes zu beachten: „Insgesamt sind diese Zahlen [...] als grobe Annäherung zu verstehen, da verlässliche Angaben zur Zahl trans- und intergeschlechtlichen Menschen in Deutschland fehlen“ (Pöge et al. 2020, S. 5; variierende Zahlen für Trans* s. Deutsche Gesellschaft für Trans*- und Inter*geschlechtlichkeit 2021), auch aufgrund der Herausforderungen bei der Operationalisierbarkeit (forschungsmethodische Erhebung) von Geschlechtlichkeit. Insgesamt kann davon ausgegangen werden, dass etwa 2 bis 5 % der Bevölkerung nicht endo und cis sind. Insbesondere jüngere Personen geben eher an, queer zu sein (Ipsos 2024).

▶ **Queer** Es gibt keine einheitliche Definition. Der Begriff wird meist verwendet für Personen, die ihre sexuelle Orientierung und/oder geschlechtliche Identität und/oder sexuelle Appetenz außerhalb der heterosexuellen Zweigeschlechternorm verorten.

1.2.3 Geschlechtsausdruck

Neben dem Körpergeschlecht sowie der Geschlechtsidentität ist der Geschlechtsausdruck die dritte proximale Dimension von Geschlechtlichkeit, die jedoch nicht unabhängig von gesellschaftlichen Erwartungen an Geschlechter ist. Der Geschlechtsausdruck bezeichnet die Art und Weise, wie Personen ihre Geschlechtlichkeit – bewusst oder unbewusst – nach außen hin sichtbar machen, etwa durch Kleidung, Frisur, Stimme, Körpersprache oder Verhalten. Dabei orientieren sich viele an gesellschaftlich geprägten Vorstellungen von „männlich“ oder „weiblich“, die jedoch kulturell variieren und sich im Laufe der Zeit verändern können (vgl. Mae und Saal 2014). So gilt beispielsweise aktuell in Deutschland unter anderem Folgendes als „weiblich“: lange Haare, rasierte Körperhaare, Make-up, Kleider und Röcke, High Heels, Handtaschen, eine hohe Stimme, Lächeln, wenig Raum einnehmend (im Vergleich zum sogenannten Manspreading, bei dem Männer breitbeinig viel Raum einnehmen), Hüften beim Gehen bewegend sowie die Farbe Rosa. Auch wenn diese klischeehafte Darstellung bei wohl kaum einer Frau durchgehend anzufinden ist, drücken die benannten Eigenschaften stereotypisch Feminität im Vergleich zu Maskulinität aus. Werden äußere (feminine oder maskuline) Merkmale und Verhaltensweisen so kombiniert oder ausgelassen, dass keine eindeutige Zuordnung möglich ist, ist der Geschlechtsausdruck androgyn.

▶ **Femininer Geschlechtsausdruck** Geschlechtsausdruck, der mit gesellschaftlich als typisch weiblichen äußeren Merkmalen und Verhaltensweisen assoziiert wird.

▶ **Maskuliner Geschlechtsausdruck** Geschlechtsausdruck, der mit gesellschaftlich als typisch männlichen äußeren Merkmalen und Verhaltensweisen assoziiert wird.

▶ **Androgyner Geschlechtsausdruck** Geschlechtsausdruck, bei dem äußerliche Merkmale und Verhaltensweisen kombiniert werden, die sowohl als typisch männlich als auch als typisch weiblich gelten und/oder bei dem nicht eindeutig männlich oder weiblich assoziierte äußerliche Merkmale und Verhaltensweisen gezeigt werden.

Das Konzept Doing Gender nach West und Zimmerman (1987) beschreibt, dass Geschlecht als soziale Konstruktion in alltäglichen Interaktionen ständig „gemacht" oder „performt" wird. Im Wesentlichen geht es darum, dass Personen in ihrem Verhalten und in ihrer Erscheinung ständig die Erwartungen und Normen bezüglich des Geschlechts wiederholen. Das bedeutet, dass Individuen durch ihr Verhalten, ihre Sprache, ihre Kleidung und ihr Auftreten Geschlechtlichkeit auf eine Weise ausdrücken, die im jeweiligen sozialen Kontext als „männlich" oder „weiblich" gilt – also das binäre Geschlechtermodell reproduziert und aufrechterhält. Diese Handlungen und Darstellungen sind nicht immer bewusst, sondern oft durch die sozialen Normen und Erwartungen in einer Gesellschaft vorgeprägt. Insgesamt ist der Geschlechtsausdruck ein komplexes Zusammenspiel individueller Identität und gesellschaftlicher Normen.

1.3 Distale Dimensionen von Geschlechtlichkeit

Geschlechterrollen bzw. gesellschaftliche Erwartungen sowie das juristische Geschlecht sind distale Dimensionen von Geschlechtlichkeit, da sie weiter entfernt von der einzelnen Person sind. Sie haben aber trotzdem einen wichtigen Einfluss auf das einzelne Individuum. In vielen gesellschaftlichen Bereichen wirkt Geschlecht als unsichtbare Ordnungskategorie. Sie beeinflusst Rollenbilder, Zugang zu Ressourcen, Rechte und Behandlung, wirkt aber auch in Sprache, Architektur, Technik, Recht und Bildung. Viele gesellschaftliche Bereiche wie Toiletten, Formulare und Kleidervorschriften sind dabei auf ein binäres Modell ausgerichtet, manchmal auch nur auf endo cis Männer (für Marginalisierung von Frauen im binären Geschlechtermodell s. Criado-Perez 2020).

1.3.1 Gesellschaftliche Erwartungen und Geschlechterrollen

Der vielzitierte Satz „On ne naît pas femme: on le devient“ von de Beauvoir (1949, o. S.), also „man wird nicht als Frau geboren, man wird es“, legt einen starken Fokus auf die gesellschaftlichen Prozesse bei der Entwicklung von Geschlechtlichkeit. Butler (1990) geht sogar weiter und diskutiert, dass sowohl Geschlechtsidentität als auch Körpergeschlecht reine gesellschaftliche Konstrukte sind. Dabei gibt es eine dominante Norm, die auf Reproduktion ausgerichtet ist und somit auf heterosexuelle Zweigeschlechtlichkeit, die keinen Raum für andere Geschlechtsidentitäten und -ausdrücke zulässt. Butler (1990) spricht in diesem Zusammenhang von der „Performativität“ des Geschlechts: Geschlecht ist keine Eigenschaft, sondern ein Effekt sozialer Praktiken, und entsteht durch wiederholte Handlungen, durch Sprache, Kleidung, Körpersprache etc. – also durch gesellschaftliche Inszenierungen (vgl. Doing Gender, West und Zimmerman 1987). Das bedeutet nicht, dass Geschlecht beliebig ist (vgl. Voß 2018). Vielmehr wird es in sozialen Kontexten stabilisiert – durch Erwartungen, Sanktionen und Normen. Menschen passen sich an oder widerstehen, sie spielen mit Geschlecht oder ordnen sich ein. So entsteht ein dynamisches Zusammenspiel zwischen individuellem Handeln und gesellschaftlicher Struktur, in dem Geschlecht immer wieder neu hergestellt wird.

Klassische Erwartungen an Frauen und Männer, neben dem oben genannten Geschlechtsausdruck, ergeben sich zum Beispiel über Eigenschaftszuschreibungen sowie über Rollen. Geschlechtlichkeiten über das binäre Modell hinaus werden gesellschaftlich pathologisiert bzw. nicht antizipiert (→ Kap. 3). Geschlechterrollen entstehen, weil Menschen beobachten, wie Männer und Frauen sich verhalten, und daraus auf bestimmte Eigenschaften schließen. Daraus entwickeln sich Stereotype – mentale Vorstellungen über soziale Gruppen, die typische und unterscheidende Merkmale dieser Gruppen oder ihrer Mitglieder beschreiben und einem spontan in den Sinn kommen, wenn man an sie denkt (u. a. Stangor 2009). Frauen werden stereotyp mehr kommunale Eigenschaften (bzw. mehr Wärme und Freundlichkeit) zugeschrieben sowie Männern mehr agentische Eigenschaften (bzw. mehr Kompetenz und Kompetitivität), was sich vielfach empirisch zeigen lässt (u. a.

Hentschel et al. 2019; für kulturelle Varianz s. Kosakowska-Berezecka et al. 2024) und sich auch in Selbstbeschreibungen wiederfindet (u. a. Metaanalyse von Hsu et al. 2021). Geschlechtsstereotype sind im Verlauf der Zeit jedoch schwächer geworden (für die USA, Eagly et al. 2020).

Im Alltag erscheinen bestimmte Rollen oft als natürlich an ein Geschlecht gebunden. Die Social Role Theory (Eagly und Wood 2012) besagt, dass körperliche Unterschiede von Frauen und Männern Geschlechterrollen bedingen: Männer sind meist körperlich stärker, Frauen bringen Kinder zur Welt und stillen sie. Daraus entstand eine Arbeitsteilung, die je nach Kultur unterschiedlich aussieht, aber oft als allgemein nützlich für die Gemeinschaft gilt. Diese beeinflusst, wie soziale Aufgaben verteilt werden. Frauen sind somit beispielsweise für die Kindererziehung sowie für die Haushaltsführung prädestiniert, während Männer für körperliche Tätigkeiten wie Jagen oder Handwerk vorgesehen sind. In modernen Gesellschaften arbeiten Männer häufiger, besonders in Führungspositionen, während Frauen öfter Kinder betreuen oder Pflegeaufgaben übernehmen. Obwohl diese Rollen gesellschaftlich geprägt sind, wirken sie wie feste und angeborene Merkmale. Um diese Vorstellungen zu festigen, werden Kinder – neben den allgemeinen sozialisatorischen Einflüssen – gezielt so erzogen, dass sie bestimmte Eigenschaften und Fähigkeiten entwickeln, die zu ihrer späteren Rolle passen. Unterschiede und Gemeinsamkeiten im Verhalten von Männern und Frauen spiegeln somit auch gesellschaftliche Vorstellungen von Geschlechterrollen wider.

1.3.2 Juristisches Geschlecht

Für die Reproduktion von Geschlechtlichkeit spielt auch die juristische, formale Einteilung in Geschlechter eine Rolle. Das juristische Geschlecht entspricht in Deutschland dem Geschlechtseintrag im Personenstandsregister. Bis 2013 gab es nur die Einträge „männlich" und „weiblich", danach wurde das System schrittweise flexibler, wobei auch zwischen Körpergeschlecht und Geschlechtsidentität unterschieden wurde (Tab. 1.1). Mit der Verabschiedung des sogenannten Selbstbestimmungsgesetzes 2024 gibt es vier mögliche Geschlechtseinträge: divers, männlich, weiblich sowie ein offener Geschlechtseintrag. Die Änderung des Geschlechtseintrags ist nun über eine Erklärung beim Standesamt möglich – ohne ärztliches oder gerichtliches Verfahren. Jugendliche zwischen 14 und 18 benötigen die Zustimmung der Erziehungsberechtigten oder eine gerichtliche Entscheidung.

Tab. 1.1 Ausgewählte gesetzliche Entwicklungen zum Umgang mit trans*, inter* und nonbinären Personen

Datum	Gesetz bzw. Entscheidung	Ausgewählte Inhalte
01.01.1981	Gesetz über die Änderung der Vornamen und die Feststellung der Geschlechtszugehörigkeit in besonderen Fällen (Transsexuellengesetz – TSG) (BGBl. 1980 I Nr. 56 vom 16.09.1980)	• Die Änderung des Vornamens und des Personenstands bei trans* Personen wird geregelt. • Für beides werden zwei Gutachten über gegengeschlechtliche Geschlechtsidentität notwendig. • Für die Personenstandsänderung werden zusätzlich geschlechtsangleichende Maßnahmen und Sterilisation („dauernd fortpflanzungsunfähig") notwendig.
11.01.2011	Bundesverfassungsgericht erklärt Teile des TSG als verfassungswidrig (1 BvR 3295/07)	• Es wird entschieden, dass operative Eingriffe, die die äußeren Geschlechtsmerkmale verändern, für die Anpassung des Personenstands verfassungswidrig sind. • Es wird entschieden, dass die Sterilisation für die Änderung des Personenstands verfassungswidrig ist.
01.11.2013	Gesetz zur Änderung personenstandsrechtlicher Vorschriften (BGBl. 2013 I Nr. 23 vom 14.05.2013)	• Eine offene Angabe im Geburtenregister bei inter* geborenen Kindern wird möglich.
10.10.2017	Bundesverfassungsgericht fordert weiteren positiven Geschlechtseintrag (1 BvR 2019/16)	• Es wird entschieden, dass das geltende Recht gegen das allgemeine Persönlichkeitsrecht verstößt und ein dritter positiver Geschlechtseintrag neben „männlich" und „weiblich" ermöglicht werden muss.
22.12.2018	Gesetz zur Änderung der in das Geburtenregister einzutragenden Angaben (BGBl. 2018 I Nr. 48 vom 21.12.2018)	• Die Angabe „divers" im Geburtenregister bei inter* geborenen Kindern wird möglich. • Inter* Personen können mit einem ärztlichen Gutachten ihren Personenstand ändern.
22.05.2021	Gesetz zum Schutz von Kindern mit Varianten der Geschlechtsentwicklung (BGBl. 2021 I Nr. 24 vom 21.05.2021)	• Operative Eingriffe der inneren und äußeren Geschlechtsmerkmale bei inter* Kindern, die nicht einwilligungsfähig sind, werden verboten, wenn kein medizinischer Notfall vorliegt.
01.11.2024	Gesetz über die Selbstbestimmung in Bezug auf den Geschlechtseintrag (Selbstbestimmungsgesetz – SBGG) (BGBl. 2024 I Nr. 206 vom 21.06.2024)	• Alle Personen können ihren Geschlechtseintrag durch eine Selbsterklärung beim Standesamt ändern lassen – ohne Gutachten oder gerichtliches Verfahren. • Der Geschlechtseintrag „divers" wird nun auch für alle möglich.

1.4 Abgrenzung zu Sexualität

Sexualität ist ein zentrales Element menschlicher Existenz – sie beeinflusst Identitätsbildung, soziale Interaktionen und gesellschaftliche Strukturen. Im Kontext von Sexualität lassen sich verschiedene Systematisierungen betrachten, im Folgenden soll es konkret um die in queeren Kontexten relevanten Konstrukte der sexuellen Orientierung und sexuellen Appetenz (Verlangen) gehen (vgl. Hackbart und Tischoff 2020).

Sexuelle Orientierung beschreibt, zu wem sich Personen hingezogen fühlen, während sexuelle Appetenz beschreibt, wie stark oder in welchen Situationen dieses Verlangen besteht. Beide Aspekte sind individuell verschieden und entwickeln sich (u. a. Hall et al. 2021).

In Bezug auf sexuelle Orientierung beschreibt das Sexual Orientation Grid von Klein (1999), wie komplex auch sexuelle Orientierung ist, wenngleich die Facetten nicht statistisch eindeutig abgrenzbar sind (Cramer et al. 2015):

1. Sexuelle Anziehung: Zu welchen Personen fühle ich mich sexuell hingezogen?
2. Sexuelles Verhalten: Mit wem habe ich sexuelle Kontakte (gehabt)?
3. Sexuelle Fantasien: Über wen fantasiere ich sexuell?
4. Emotionale/amouröse Präferenzen: Zu wem fühle ich romantische Zuneigung?
5. Soziale Präferenzen: Mit wem möchte ich mein Leben teilen?
6. Lebensstil: In welchem Umfeld lebe ich (z. B. homosexuell oder heterosexuell geprägt)?
7. Selbstidentifikation: Wie bezeichne ich mich selbst?

Bei den Bezeichnungen der sexuellen Orientierung wird sich zumeist auf die Geschlechtlichkeit bezogen. Häufig genannte Formen sind unter anderem homosexuell (Attraktion zum gleichen Geschlecht), bisexuell (Attraktion zu zwei Geschlechtern, zumeist in einem binären Modell), pansexuell (Attraktion zu Personen unabhängig von deren Geschlecht) oder heterosexuell (Attraktion zu einem anderen Geschlecht, meist im binären Geschlechtermodell). Begriffe wie androphil (Attraktion zu Männern) oder gynäkophil (Attraktion zu Frauen) ermöglichen zusätzlich eine Beschreibung der Anziehung ohne Bezug auf die Geschlechtlichkeit der Person, die eine Attraktion empfindet (u. a. Debus und Laumann 2018; Hackbart und Tischoff 2020).

Sexuelle Appetenz – das sexuelle Verlangen oder Interesse – ist davon unabhängig. Menschen unterscheiden sich in der Intensität ihres sexuellen Bedürfnisses (u. a. Debus und Laumann 2018; Hackbart und Tischoff 2020). Manche Personen erleben durchschnittliche bis starke regelmäßige sexuelle Lust (allosexuell), andere verspüren wenig (greysexuell) oder kein sexuelles Interesse (asexuell), wieder andere nur unter bestimmten Bedingungen (z. B. demisexuell: sexuelle Attraktion nur, wenn eine emotionale Bindung vorhanden ist). Appetenz kann situationsabhängig, hormonell oder emotional bedingt variieren (u. a. Regan 2015). Insgesamt zeigen Männer im Vergleich zu Frauen in einer Metaanalyse von Frankenbach et al. (2022) mehr sexuelle Appetenz, was sich nicht nur über geschlechtsbezogene Antwortmuster (also Geschlechterrollen) erklären lässt – für weitere Geschlechtlichkeiten ist wenig bekannt. Zudem gibt es Hinweise darauf, dass in der Mitte des Menstruationszyklus – also während der Ovulation – der Wunsch nach Sex bei Frauen höher ist, wenngleich dies nicht für alle zutrifft (Kiesner et al. 2023; Roney und Simmons 2013).

Geschlechtlichkeit und Sexualität sind zwar miteinander verknüpft, jedoch unterschiedliche, eigenständige Konstrukte. Während sexuelle Orientierung und Appetenz auf individuelle Anziehung und Verlangen verweisen, ist Geschlechtlichkeit primär ein biopsychosoziales Konstrukt, das nicht zwangsläufig mit diesen Erfahrungen zusammenhängt. Besonders im queeren Kontext wird deutlich, wie vielfältig und fließend diese Dimensionen sein können, ohne sich klar voneinander oder entlang binärer Normen abgrenzen zu lassen.

1.5 Zusammenfassung und Reflexion

1.5.1 Zusammenfassung

Geschlechtliche Vielfalt beschreibt die Realität, dass es mehr als nur zwei Geschlechter gibt. Geschlechtlichkeit ist ein komplexes, biopsychosoziales Konstrukt, das sich aus verschiedenen Dimensionen zusammensetzt: dem Körpergeschlecht (biologische Merkmale wie Chromosomen, Hormone, Genitalien), der Geschlechtsidentität (subjektives Wissen über das eigene Geschlecht), dem Geschlechtsausdruck (sichtbare Darstellung durch Kleidung, Verhalten etc.), den gesellschaftlichen Erwartungen und Geschlechterrollen sowie dem juristischen Geschlecht (Geschlechtseintrag). Diese Dimensionen stehen nicht immer in Übereinstimmung zueinander, was zu vielfältigen geschlechtlichen Lebensrealitäten führt.

Das binäre Geschlechtermodell, das nur zwei klar voneinander getrennte Geschlechter kennt, wird dieser Vielfalt nicht gerecht. Menschen können cis sein, wenn Körpergeschlecht und Geschlechtsidentität übereinstimmen, oder beispielsweise trans*, wenn dies nicht der Fall ist. Weitere Identitäten wie nonbinär oder genderfluid verweisen auf die Überschreitung oder Auflösung der binären Ordnung. Auch körperliche Geschlechtsvarianten bzw. Inter* zeigen, dass der Mensch keine eindeutig zweigeschlechtliche Spezies ist.

Geschlechtlichkeit wird zudem in sozialen Interaktionen ständig „performt" (Doing Gender). Gesellschaftliche Strukturen, Sprache und Institutionen wie Recht oder Bildung stützen überwiegend ein binäres System und erschweren so die Sichtbarkeit und Akzeptanz geschlechtlicher Vielfalt. Veränderungen in Gesetzgebung, etwa durch das Selbstbestimmungsgesetz, fördern jedoch zunehmend die Anerkennung und Rechte von trans*, inter* und nonbinären Personen.

Die Unterscheidung von Geschlechtlichkeit und Sexualität ist wichtig, auch wenn beide Aspekte Identität und Zugehörigkeit berühren. Sexualität fokussiert vor allem Anziehung und Verlangen, wobei Geschlechtlichkeit zumeist eine wesentliche Rolle spielt, da sie einen Teil ausmacht, zu wem man sich hingezogen fühlt. In queeren Kontexten wird besonders deutlich, dass beides, Geschlechtlichkeit und Sexualität, vielfältig, individuell unterschiedlich und nicht starr sind. Die Anerkennung geschlechtlicher Vielfalt ist ein Ausdruck demokratischer, menschenrechtsbasierter Haltung – sie stärkt Selbstbestimmung, soziale Gerechtigkeit und Inklusion.

1.5.2 Reflexionsfragen

Zur eigenen Person:

1. In welchen Alltagssituationen nehme ich mein eigenes Geschlecht bewusst oder unbewusst wahr?
2. Welche Vorstellungen über typisch „männlich" oder typisch „weiblich" habe ich verinnerlicht – und woher kommen sie?

   Zur Gesellschaft:

3. Wo zeigt sich in meinem Umfeld, dass das binäre Geschlechtermodell als Norm vorausgesetzt wird?
4. Welche gesellschaftlichen Strukturen (z. B. Sprache, Architektur, Gesetze) erschweren oder fördern die Anerkennung geschlechtlicher Vielfalt?

   Zum Hebammenberuf:

5. Wo begegnet mir als Hebamme geschlechtliche Vielfalt in meiner Betreuungspraxis?
6. Wo kam das Thema geschlechtliche Vielfalt in meiner Ausbildung vor? Was habe ich gelernt?

Diskriminierung geschlechtlicher Minoritäten

2

Inhaltsverzeichnis

Die Diskriminierung geschlechtlicher Minoritäten ist ein komplexes gesellschaftliches Phänomen, das tief in Machtverhältnissen, Normen und strukturellen Bedingungen verankert ist. Dieses Kapitel führt grundlegend in die vielfältigen Mechanismen ein, durch die trans*, inter* und nonbinäre Personen benachteiligt werden, und zeigt, warum ein diskriminierungssensibles Verständnis von Geschlechtlichkeit für die professionelle Hebammenarbeit unverzichtbar ist. Es erläutert zentrale Konzepte wie Heteronormativität, Heterosexismus und TIN*-Feindlichkeit und macht deutlich, wie gesellschaftliche Vorstellungen von „Normalität" und „Natürlichkeit" Ausgrenzungen erzeugen. Darüber hinaus werden die unterschiedlichen Ebenen von Diskriminierung – strukturell, organisational, interaktional und intrapersonal – dargestellt und anhand aktueller Forschung und rechtlicher Ent-

M. Hackbart, C. Schwenger-Fink, *Geschlechtliche Vielfalt in der Hebammenarbeit*, https://doi.org/10.1007/978-3-662-73602-9_2

wicklungen eingeordnet. Das Kapitel zeigt auf, wie Normen und Pathologisierungsprozesse im Gesundheitswesen wirken und welche Folgen Diskriminierung für die Gesundheit geschlechtlicher Minoritäten hat. Es bietet damit eine fundierte Grundlage, um diskriminierungssensible, menschenrechtsorientierte und inklusive Versorgungskonzepte zu entwickeln.

2.1 Heteronormativität und Heterosexismus

Wie kann die Aussage, dass Geschlechtlichkeit, die von „männlich" und „weiblich" abweicht, nicht normal ist, gewertet werden? Aus einer rein beschreibenden, statistischen Perspektive ist dies zunächst zu bejahen, da hier primär Häufigkeiten adressiert werden, also welche Geschlechtlichkeiten am häufigsten vorkommen. Eine weitere, häufigere Form der Betrachtung fokussiert nicht Häufigkeiten, sondern Normen bzw. den Normalitätsbegriff. Soziale Normen können in einem weiten Sinn als allgemeine Deutungsmuster verstanden werden, „was normal und richtig ist und wie eine Sache, eine Handlung, eine Situation oder eine Person […] sein soll" (Sehmer 2025, S. 130). Bezogen auf die Geschlechtlichkeit heißt dies: Die gesellschaftliche bzw. soziale Norm legt fest, dass es nur zwei Geschlechter gibt, nämlich männlich und weiblich, und dass diese sich gegenseitig sexuell und romantisch anziehen. Die Vorstellung von Heterosexualität als „normal" ist hier inkludiert.

Das Konzept der Heteronormativität umfasst im Detail insbesondere folgende Merkmale (u. a. Hackbart und Tischoff 2020; Hartmann 2018; Wagenknecht 2007):

- Heterosexualität wird als Norm gesetzt und gilt als natürlich. Diese Norm ist mit gesellschaftlichen Vorteilen und Anerkennung verbunden.
- Geschlecht wird binär und auf Basis heterosexueller Logiken konstruiert, das heißt, es existieren nur zwei als „natürlich" angenommene Geschlechter – Frau und Mann – sowie nur Heterosexualität als „natürliche" sexuelle Orientierung.
- Geschlechterverhältnisse werden innerhalb der Kategorien „Frau" und „Mann" in Beziehung gesetzt, das heißt, es gibt ausschließlich einen Vergleich von Frauen und Männern. Andere geschlechtliche Identitäten – wie trans*, inter* und nonbinäre Identitäten – bleiben unsichtbar oder werden als Abweichung von der Norm dargestellt (und häufig pathologisiert).
- Geschlechtlichkeit und Sexualität werden als deckungsgleich angenommen. Es wird unterstellt, dass Körpergeschlecht, Geschlechtsidentität, Geschlechtsausdruck und sexuelles Begehren einander eindeutig entsprechen – so wird zum Beispiel einem weiblich gelesenen Körper automatisch ein feminines Rollenverhalten und ein sexuelles Begehren gegenüber Männern zugeschrieben (➔ Kap. 1).

▶ **Heteronormativität** Gesellschaftliche Annahme, dass Heterosexualität und die damit verbundene Zweigeschlechtlichkeit die natürliche und normale Form von Sexualität und Geschlecht sind.

Abweichungen von dieser heteronormativen Zweigeschlechtlichkeit werden nicht nur marginalisiert, sondern auch sanktioniert – sei es durch gesellschaftliche Ausgrenzung, Diskriminierung oder auch Pathologisierung. Diese Sanktionierung ist nicht nur durch die gesellschaftliche Norm allein erklärbar, sondern darüber, dass damit eine Hierarchisierung einhergeht: Alle Personen, die nicht endo und cis sowie heterosexuell sind, sind weniger wert. Dies ist Heterosexismus.

▶ **Heterosexismus** Einstellung, dass Heterosexualität die überlegene sexuelle Orientierung ist und dass die binären Geschlechter (endo, cis Frau und endo, cis Mann) anderen Geschlechtlichkeiten überlegen sind.

Ähnlich wie mit dem Normalitätsbegriff verhält es sich mit dem Natürlichkeitsbegriff. So spiegelt sich Heteronormativität auch in der Aussage wider, dass Trans*, Inter* und Nonbinarität nicht natürlich seien. Inter*, also Varianten der Geschlechtsentwicklung, ist vollkommen natürlich (➔ Kap. 4), da die Ausbildung körperlich-geschlechtlicher Merkmale hoch individuell ist (u. a. Voß 2018). So unterscheiden sich beispielsweise schon Vulven sowie Klitorides voneinander und sind auch nicht bei allen endo, cis Frauen gleich. In Bezug auf die Geschlechtsidentität ist die Varianz ebenfalls sehr groß, natürlich und entwickelt sich im Laufe des Lebens (➔ Kap. 5). So zeigte sich in einigen Studien auch, dass selbst cis Personen sich in der Identifikation mit ihrem Körpergeschlecht unterscheiden (u. a. Jacobson und Joel 2019; Joel et al. 2014). Varianz ist also natürlich.

Gesellschaftlich sind trans*, inter* und nonbinäre Personen also nicht so, „wie sie sein sollten" bzw. was normativ von ihnen erwartet wird: die Anpassung an ein binäres Geschlechterkonzept. Dies spiegelt sich in Diskriminierung und Pathologisierung in allen Lebensbereichen wider.

2.2 Diskriminierung

Diskriminierung beschreibt, dass soziale Gruppen unterschiedlich behandelt werden. Dies kann auf unterschiedlichen Ebenen passieren, die sich wechselseitig beeinflussen: (1.) strukturell, (2.) organisational, (3.) interaktional und (4.) intrapersonal (Abb. 2.1; u. a. Scherr 2016; vgl. Hackbart et al. 2024). Wichtig für die Begriffsbestimmung ist der Fokus auf soziale Gruppen, also die systematische

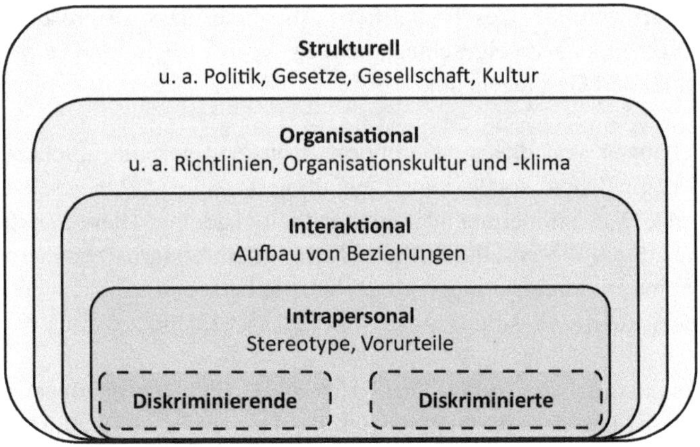

Abb. 2.1 Ebenen von Diskriminierung. (Anmerkungen: Eigene Darstellung)

Benachteiligung oder die Bevorteilung einzelner Gruppen. Wenn sich beispielsweise eine Person gegenüber allen Personen negativ verhält, liegt keine Diskriminierung vor, da es keine unterschiedliche Behandlung von sozialen Gruppen gibt – wenngleich es dissoziales Verhalten bleibt.

Diskriminierung von trans*, inter* und nonbinären Personen, also TIN*-Feindlichkeit, kann auch als eine Form von Sexismus konzeptualisiert werden. Beide Konzepte beziehen sich auf die Diskriminierung aufgrund von Geschlechtlichkeit.

► **TIN*-Feindlichkeit** Diskriminierung von trans*, inter* und nonbinären Personen aufgrund ihrer Geschlechtlichkeit.

► **Sexismus** Diskriminierung von Personen aufgrund ihrer Geschlechtlichkeit – zumeist in einem binären Geschlechtersystem als Diskriminierung von (endo, cis) Frauen gebraucht.

2.2.1 Strukturelle Diskriminierung

Strukturelle Diskriminierung bezeichnet die systematische Benachteiligung sozialer Gruppen durch gesellschaftliche oder gesetzliche Strukturen. Sie ist tief im System verankert, schwer erkennbar und zeigt sich etwa im Bildungssystem, auf dem Arbeitsmarkt, im Wohnungswesen oder Gesundheitsbereich, wo Zugänge für marginalisierte Gruppen erschwert sind. Dadurch ist die gesellschaftliche Teilhabe nachhaltig eingeschränkt und nicht nur auf wenige Situationen bezogen.

Für die Gleichberechtigung von trans*, inter* und nonbinären Personen können das Grundgesetz (GG) und das Allgemeine Gleichbehandlungsgesetz (AGG) herangezogen werden. So heißt es in Artikel 3 Abs. 3 Satz 1 GG: „Niemand darf wegen seines Geschlechtes [...] benachteiligt oder bevorzugt werden". Ziel des AGG (§ 1) ist es, „Benachteiligung aus Gründen [...] des Geschlechts [...] zu verhindern oder zu beseitigen" und bezieht sich insbesondere auf das Arbeitsleben einerseits sowie andererseits auf Geschäfte des täglichen Lebens wie bei Einkäufen, Versicherungs- und Bankgeschäften. Nach der Antidiskriminierungsstelle des Bundes (2020) ist auch der medizinische Behandlungsvertrag im Sinne des AGG umzusetzen und umfasst sowohl ärztliche Leistungen als auch Tätigkeiten nichtärztlicher Heil- und Gesundheitsfachberufe.

In Deutschland hat sich darüber hinaus durch verschiedene Gesetze (➔ Kap. 1), insbesondere durch das sogenannte Selbstbestimmungsgesetz (BGBl. 2024 I Nr. 206 vom 21.06.2024), bereits einiges hin zu mehr Diskriminierungsfreiheit verändert. Nach der International Lesbian, Gay, Bisexual, Trans and Intersex Association in Europa (ILGA-Europe 2026b) belegte Deutschland für 2026 den 8. Platz von 49 europäischen Ländern in Bezug auf die rechtliche und politische Praxis für queere Personen. Somit gilt Deutschland insgesamt als vergleichsweise queerfreundlich. Aber auch wenn sich vieles zum Positiven verändert hat, ergeben sich viele weitere Herausforderungen (ILGA-Europe 2026a, b). So wird beispielsweise nach § 1591 Bürgerliches Gesetzbuch (BGB) Mutterschaft wie folgt definiert: „Mutter eines Kindes ist die Frau, die es geboren hat." Dieses Gesetz wird so ausgelegt, dass alle Personen, die geboren haben, automatisch Mutter sind – unabhängig von deren Geschlechtsidentität und -eintrag. Damit ist es möglich, dass trans* Männer (mit Personenstand männlich) gebären und als Mutter eingetragen werden (➔ Kap. 5). Außerdem braucht es für die Anerkennung der Elternschaft teilweise (z. B. bei zwei Frauen) eine Adoption, um als zweites Elternteil anerkannt zu werden, obwohl dies bei heterosexuellen Paaren automatisch abläuft (§ 1592 BGB zur Vaterschaft). Das Abstammungsrecht ist also noch stark von einer heterosexuellen Norm geprägt.

Neben politischen und juristischen Entscheidungen ist eine verzerrte Repräsentation von Geschlechtlichkeiten auch eine Form der strukturellen Diskriminierung, was sich unter anderem in der medialen Repräsentation von trans*, inter* und nonbinären Personen zeigt (auch stellenweise als symbolische Diskriminierung benannt). Für die mediale Repräsentanz in Filmen und Serien resümiert Tirler (2024, S. 126), „dass Sichtbarkeit von nicht-binären und trans Geschlechtlichkeiten nicht per se positiv ist, sondern dass es auf die Art und Weise der Darstellung ebenso ankommt wie auf Fragen danach, welche Körper und Lebensrealitäten auch unsichtbar gemacht werden, wobei Unsichtbarkeit auch Schutz vor Überwachung und Spektakularisierung über Hypervisibilität bieten kann“. In einer Umfrage sprachen sich in Deutschland 33 % für mehr queere Sichtbarkeit in Film, Fernsehen sowie Werbung aus und 24 % waren dagegen (Ipsos 2024).

Ein weiterer struktureller Aspekt, der geschlechtliche Vielfalt berührt und Sichtbarkeit herstellen kann, ist die gesellschaftliche Debatte um geschlechtsinklusive Sprache, dem umgangssprachlich genannten „Gendern“ (vgl. Meinunger und Baumann 2017; Trutkowski und Meinunger 2024). Eine Umfrage von YouGov (2023) zeigte, dass 50 % Gendern sehr unwichtig fanden, 19 % eher unwichtig, 15 % eher wichtig und 8 % sehr wichtig, 7 % gaben „weiß nicht“ an oder machten keine Angabe. In einer Umfrage für T-Online (2023) konnte Civey ausmachen, dass 80 % der Deutschen das Gendern ablehnten, 14 % befürworteten und 6 % unentschieden waren. Ein Verbot des Genderns ist aus Perspektive der Unabhängigen Bundesbeauftragten für Antidiskriminierung (2024) jedoch rechtlich problematisch, da es unter anderem dem GG und dem AGG widerspricht. Vereinzelt gibt es jedoch ein solches Verbot, zum Beispiel an Schulen (Unabhängige Bundesbeauftragte für Antidiskriminierung 2024). Empirisch zeigte sich bislang insgesamt, dass geschlechtsinklusive und -sensible Sprache eine Wirkung auf die soziale Wahrnehmung hat (vgl. Horvath 2015). So zeigten Studien, dass Frauen seltener „mitgedacht“ werden, wenn das generisch verwendete Maskulinum genutzt wird. Bei einer größeren Studie von Brohmer et al. (2024) wurden Frauen eher benannt, wenn in einer Frage nach öffentlichen Personen (z. B. Schauspieler*innen) geschlechtsinklusive Sprache genutzt wurde. Für trans*, inter* und nonbinäre Personen gibt es kaum empirische Befunde. Eine Studie von Löhr (2022) kam jedoch zu dem Ergebnis, dass sprachliche Geschlechtsinklusivität von nonbinären Personen als sehr wichtig beschrieben wird sowie dass neutrale Formen (z. B. „Studierende“) von 91,7 % und die Asteriskenform (z. B. „Student*innen“) von 73,8 % der Befragten befürwortet wurden.

2.2.2 Organisationale Diskriminierung

Auf organisationaler bzw. institutioneller Ebene geht es um die Frage, wie Organisationen – darunter Unternehmen, Bildungseinrichtungen, Behörden oder Gesundheitseinrichtungen – mit Minoritäten bzw. insgesamt mit Vielfalt umgehen. Das AGG gibt hier einen strukturellen Rahmen, in dem sich Organisationen bewegen müssen.

Zu bestimmten Anlässen stellen sich Organisationen gern besonders queerfreundlich dar, insbesondere im Juni, dem Pride Month, indem sie zum Beispiel das eigene Logo in Regenbogenfarben präsentieren. Maßnahmen wie diese werden oft stark als „Lippenbekenntnisse“, „Rainbow-Washing“ bzw. „Pinkwashing“ kritisiert, insbesondere weil diese oft nur in westlichen Ländern umgesetzt werden (Pereira et al. 2025; Schwulissimo 2025). Dabei wird aber auch argumentiert, dass das bloße Bekenntnis das Potenzial hat, in Zukunft mehr Unterstützung für queere Personen tatsächlich umzusetzen.

▶ **Rainbow-Washing/Pinkwashing** Strategie, bei der Organisationen ihre Unterstützung für die queere Personen betonen, um ein positives Image zu erzeugen, ohne Queerfreundlichkeit in die alltägliche Praxis umzusetzen.

Nichtsdestotrotz zeigte sich auch, dass für das Jahr 2025 das Einfärben der Logos in Regenbogenfarben rückläufig war (u. a. Bastian 2025; Hüfner 2025). Ob dies als Aufnahme der Kritik oder als Einbrechen gegenüber queerfeindlichen Strömungen zu beurteilen ist, ist aktuell offen.

Im Arbeitsleben, also innerhalb von Organisationen, berichteten ca. 30 % der queeren Personen von Diskriminierung, bei trans* Personen war der Anteil mit 43 % deutlich höher (De Vries et al. 2020). Nach Huffman et al. (2021) stand die Arbeitszufriedenheit von trans* und nonbinären Arbeitnehmenden besonders mit Unterstützung von Vorgesetzten und Kolleg*innen sowie mit einem trans*freundlichem Arbeitsklima im Zusammenhang. Um dies herzustellen, stellte sich insbesondere die Nutzung angemessener Pronomen und Titel als relevant heraus. Die drei am häufigsten genannten Gruppen von Maßnahmen für Organisationen zur Herstellung eines inklusiven Arbeitsumfelds waren bei Huffman et al. (2021) (1.) Diversity-Bildung und -Trainings, (2.) Organisationskultur (z. B. Inklusion bei Ritualen, Feierlichkeiten oder Repräsentationen) und (3.) Organisationspolitik (z. B. Personalpolitik, Antidiskriminierungsmaßnahmen).

Die Einführung eines angemessenen Diversity-Managements innerhalb einer Organisation muss auf unterschiedlichen Ebenen umgesetzt werden und braucht die Unterstützung von Führungskräften (vgl. Thies und Hackbart 2021). Grundlage für alle Maßnahmen muss jedoch sein, dass anerkannt wird, dass alle Organisationen auch heteronormative Orte sind, die durch die allgemeinen gesellschaftlichen Strukturen geprägt sind (vgl. Humbert et al. 2025). Für viele trans*, inter* und nonbinäre Personen in Deutschland scheint eine queerfreundliche Atmosphäre besonders wichtig bei einer Entscheidung für eine Arbeitsstelle zu sein (Zindel und De Vries 2024; vgl. De Vries et al. 2020). Das (erwartete) queerfreundliche Klima kann auch eine Erklärung sein, warum in Deutschland queere Personen im Verglich zu nichtqueeren Personen vermehrt im Gesundheits- und Sozialwesen sowie selbstständig tätig sind und weniger im Bereich Land-/Forstwirtschaft, Fischerei,

Bergbau, verarbeitendes Gewerbe, Energie-/ Wasserversorgung, Abfallentsorgung und Baugewerbe (De Vries et al. 2020).

Eine Möglichkeit, sich innerhalb einer Organisation für Vielfalt einzusetzen, ist die Orientierung an der Charta der Vielfalt (o. J.-a). Mit der Unterzeichnung der Charta verpflichten sich Organisationen, eine Kultur des Respekts umzusetzen, Vielfalt wertzuschätzen und zu fördern. Dies ist nicht auf geschlechtliche Vielfalt reduziert und umfasst alle Differenzkategorien wie auch unter anderem Alter und ethnischer Hintergrund. Unterzeichnende der Charta der Vielfalt können verschiedene Angebote für Organisationen wie Veranstaltungen und Publikationen des gemeinnützigen Vereins Charta der Vielfalt nutzen, um sich weiterzuentwickeln und als Unterzeichnende öffentlich sichtbar zu sein.

2.2.3 Interaktionale Diskriminierung und Diskriminierungserleben

Die interaktionale Ebene der Diskriminierung betrifft das alltägliche Miteinander von Menschen. Hier äußert sich Diskriminierung im direkten Kontakt – etwa in Form von Ausgrenzung, verbalen Beleidigungen oder sogar körperlicher Gewalt. Es gibt viele Formen von Diskriminierung (Sexismus s. Six-Materna, 2020; Rassismus s. Zick 2020), z. B.:

- Hostil bzw. offen feindselig
- Ambivalent mit je nach Kontext und Situation unterschiedlicher Ausprägung von Diskriminierung
- Modern mit Vertreten egalitärer Werte, aber mit Ablehnung von Gleichstellungsmaßnahmen, weil diese der Gleichbehandlung vermeintlich widersprechen und eine Bevorteilung von Minoritäten darstellen (obwohl die Maßnahmen lediglich strukturelle Ungleichheit ausgleichen sollen)
- Benevolent bzw. wohlwollend mit der Einstellung, dass eine Gruppe in besonderen Maßen geschützt und umsorgt werden muss

Diskriminierende Handlungen können bewusst, aber auch unbewusst erfolgen. Häufig sind sie subtil und äußern sich durch sogenannte Mikroaggressionen, also kleine, oft unbemerkte Bemerkungen oder Handlungen, die dennoch verletzend wirken (Nadal et al. 2016). So kann beispielsweise eine trans* Person gefragt werden, welche geschlechtsangleichenden Operationen und Maßnahmen sie in Anspruch genommen hat. Dies kann aus echtem Interesse und ohne böse Intention heraus gefragt werden, kann aber verletzend wirken, auch weil dies mit dem sogenannten Othering, also einer impliziten Zuschreibung von Andersartigkeit und Abweichung, einhergeht.

Forschung zu tatsächlicher Diskriminierung ist rar, auch weil hier – zu Recht – ethische Limitationen bestehen. Das Bundeskriminalamt gibt jedoch jährlich die Fallzahlen von politisch motivierter Kriminalität heraus, darunter die Zahlen zur Hasskriminalität. Hasskriminalität bezeichnet „Straftaten, die durch gruppenbezogene Vorurteile motiviert begangen werden" (Bundesministerium des Innern 2026, S. 2) und liefert somit Zahlen zur besonders feindseligen Diskriminierung, also gruppenbezogener Menschenfeindlichkeit. Die Fallzahlen von Hasskriminalität steigen seit Jahren an (Bundesministerium des Innern 2026), dies gilt auch für Feindlichkeit gegenüber geschlechtsbezogener Diversität sowie Frauenfeindlichkeit (Abb. 2.2). Bei den Zahlen ist jedoch zu beachten, dass sie nur das Hellfeld wiedergeben, das heißt nur die vom Bundeskriminalamt erfassten Delikte. Die Dunkelfeldziffer sollte deutlich höher liegen, insbesondere in den weiter zurückliegenden Jahren, in denen sich unter Umständen weniger Personen getraut haben, Delikte zu melden.

Neben strafrechtlich relevanten Zahlen des Bundeskriminalamts gibt es Befunde zur erlebten Diskriminierung. Das Diskriminierungserleben gibt nur indirekte Hinweise zur Diskriminierung. So kann eine inter* Person sich von ihrer Ärztin diskriminiert fühlen, weil die Ärztin ihr nicht die Hand zur Begrüßung gibt – aber wenn die Ärztin generell Patient*innen nicht die Hand gibt, liegt keine Diskriminierung vor, weil niemand unterschiedlich behandelt wird. Viele (quantitative) Erhebungen zum Diskriminierungserleben fassen queere Personen als Gesamtgruppe zusammen oder beziehen sich nur auf die Geschlechtsidentität, sodass zum Beispiel Inter* nicht explizit berücksichtigt wird.

Die Daten des sozioökonomischen Panels (De Vries et al. 2020) zeigten, dass 39,9 % der queeren Personen in Deutschland über einen Zeitraum von zwei Jahren in der Öffentlichkeit oder in der Freizeit diskriminiert wurden, 30,0 % im privaten Umfeld, 29,7 % am Arbeitsplatz, 27,9 % im Handel oder Dienstleistungsbereich, 23,1 % im Bildungsbereich, 13,9 % im Gesundheitswesen (zur Diskriminierung im Gesundheitsbereich allgemein s. auch Bartig et al. 2021), 12,6 % bei der Wohnungssuche, 12,5 % in Behörden und 6,4 % durch die Polizei. Die queerspezifischere Befragung der European Union Agency for Fundamental Rights (FRA 2023) gibt detailliertere Informationen: 65 % der trans* Frauen, 64 % der trans* Männer sowie 55 % der nonbinären und genderdiversen sowie 53 % der inter* Personen berichteten von erlebter Diskriminierung innerhalb von zwölf Monaten in einem von acht erfragten Bereichen (detailliert nach Bereich s. Tab. 2.1). Physische und sexuelle Gewalt erlebten 32 % der trans* Frauen, 21 % der trans* Männer, 18 % der nonbinären und 29 % der inter* Personen in Deutschland in einem

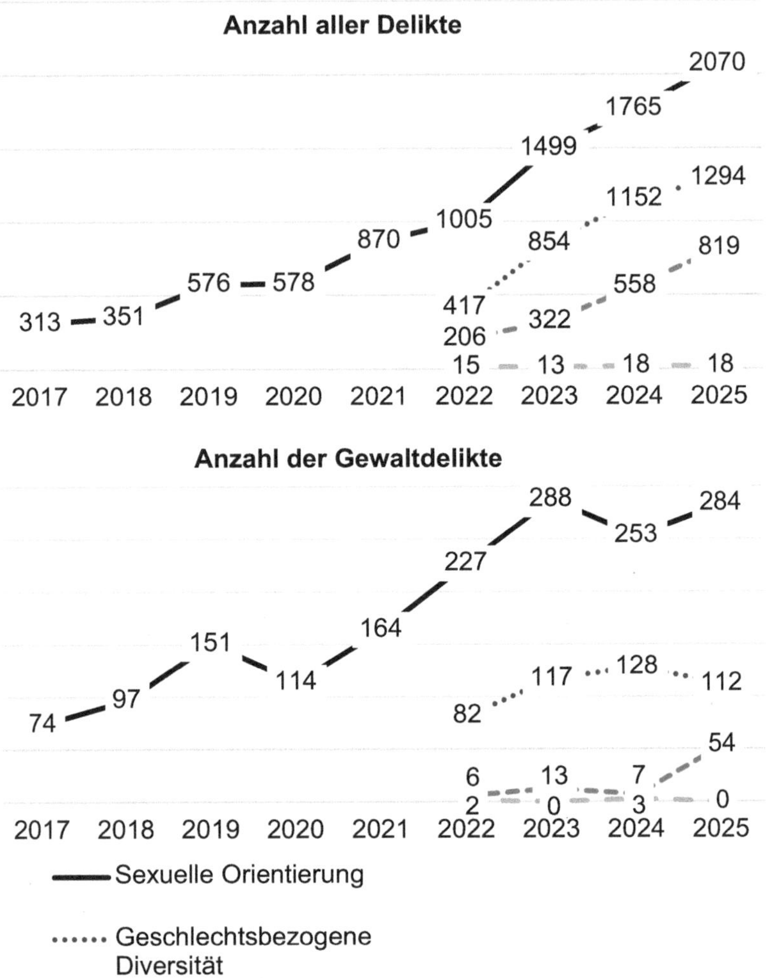

Abb. 2.2 Hasskriminalität in Deutschland gegenüber ausgewählten Gruppen. (Anmerkungen: Nach Bundesministerium des Innern (2026))

Tab. 2.1 Anteil erlebter Diskriminierung in unterschiedlichen Lebensbereichen über einen Zeitraum von zwölf Monaten in Deutschland

	Trans* Frauen	Trans* Männer	Nonbinäre Personen	Inter* Personen
Im Arbeitsleben	42 %	35 %	33 %	30 %
Bei der Wohnungssuche	37 %	26 %	25 %	26 %
Bei der Nutzung von sozialen und Gesundheitsleistungen	41 %	40 %	35 %	32 %
Im Bildungsbereich	30 %	40 %	29 %	25 %
In Cafés, Restaurants, Bars und Nachtclubs	27 %	18 %	21 %	23 %
In Einkaufsläden	25 %	18 %	20 %	23 %
Bei öffentlichen Dienstleistungen	35 %	33 %	27 %	23 %
Beim Vorzeigen öffentlicher Dokumente	36 %	32 %	20 %	22 %

Anmerkungen: Nach FRA (2023)

Zeitraum von fünf Jahren. Weitere Studien zeigen, dass die Diskriminierung von trans*, inter* und nonbinären Personen auch im Bereich von Schwangerschaft, Geburt und Wochenbett virulent ist (vgl. Bartig et al. 2021).

Diese Zahlen machen deutlich, dass interpersonale Diskriminierung ein alltägliches Phänomen ist. Gerade auch die vergleichsweise hohen Zahlen bei erlebter Diskriminierung im sozialen und Gesundheitsbereich sind besonders erschreckend, da hier Personen in vulnerablen Lebenssituationen Unterstützung benötigen.

2.2.4 Intrapersonale Diskriminierung: Stereotype und Vorurteile

Die intrapersonale Ebene der Diskriminierung bezieht sich auf die innerpsychischen Prozesse, insbesondere auf Stereotype und Vorurteile. Stangor (2009, S. 2, eigene Übersetzung) beschreibt die beiden Konstrukte wie folgt: „Wir definieren nun Vorurteile als eine negative Einstellung gegenüber einer Gruppe oder gegenüber Mitgliedern der Gruppe. Die Definition von Stereotypen ist problematischer – es gibt Dutzende, wenn nicht Hunderte von Definitionen in der Literatur, obwohl sie meist auf der allgemeinen Vorstellung von Stereotypen als Wissensstrukturen basieren, die als mentale ‚Bilder' der betreffenden Gruppen dienen." Stereotype beschreiben also sozial geteilte Wissensstrukturen darüber, welche Eigenschaften eine soziale Gruppe hat (unabhängig davon, ob das auch so ist) – und Vorurteile die Bewertung der Gruppen und Mitglieder der Gruppen.

Stereotype und Vorurteile bauen sich im Laufe des Lebens auf und werden durch eine Reihe von Verzerrungen bei Informationsverarbeitungsprozessen (Verzerrungen bei Wahrnehmung und Gedächtnis) aufrechterhalten (vgl. Petersen und Six 2020). Einmal gelernte Stereotype werden nicht mehr verlernt – so weiß jede Person, welche Eigenschaften eine „typische" Frau hat. Nichtsdestotrotz unterscheidet sich das Ausmaß, in dem den stereotypen Zuschreibungen zugestimmt wird und somit ein Stereotyp als solches erkannt wird. Das häufige Erleben von Stereotypen, Vorurteilen und Diskriminierungen kann auch Effekte auf die stereotypisierten Personen selbst haben, indem diese internalisiert werden. In extremeren Fällen kann dies zur Selbststigmatisierung bzw. internalisierten TIN*-Feindlichkeit führen (Van Stein et al. 2023).

Stereotype Bilder gegenüber trans*, inter* und nonbinären Personen werden in der Forschung kaum erfasst. Gazzola und Morrison (2014) zeigten für eine kanadische Stichprobe, dass „verwirrt" („confused") die häufigste Zuschreibung für trans* Personen war. McCarty und Burt (2024) analysierten die Beurteilung von trans* und nonbinären Personen anhand der in der sozialen Wahrnehmungsforschung häufig verwendeten Dimensionen „Kompetenz" und „Wärme" (Sympathie). Sie konnten zeigen, dass trans* und nonbinäre Personen als weniger kompetent wahrgenommen wurden (im Vergleich zu cis Personen) – die Ergebnisse zur Wärme-/Sympathiewahrnehmung waren inkonsistent (vgl. Weißflog und Grigoryan 2024).

In Bezug auf die Einstellungen und somit Vorurteile gegenüber trans*, inter* und nonbinäre Personen zeigte sich bei der LGBT+ Pride Study von Ipsos (2024), dass in Deutschland 50 % Diskriminierung von trans* Personen als Problem wahrnahmen, jedoch 32 % nicht. Nach der FRA () sahen 48 % der Deutschen Diskriminierung gegen trans* Personen als verbreitet an und 41 % bei Inter*. Die Einstellungen gegenüber trans*, inter* und nonbinären Personen werden negativer, je näher der Kontakt zu Kindern beschrieben wurde, zum Beispiel als Partner*innen für eigene Kinder oder als Thema in der Schule (European Commission 2023). Bei der jüngsten Leipziger Autoritarismusstudie (Decker et al. 2024) zeigte sich ein stärker trans*feindliches Bild. Beispielsweise stimmten 43,3 % der Befragten der Aussage „In Deutschland übertreiben es viele mit ihrer Toleranz gegenüber Transsexuellen" zu und weitere 26,2 % stimmten „teils, teils" zu. Und beim Vielfaltsbarometer 2025 (Arant et al. 2025) lehnten nur 56 % der Befragten die Aussage „Transsexuelle Menschen sollten unter sich bleiben" vollständig ab.[1]

[1] Sowohl die Leipziger Autoritarismusstudie (Decker et al. 2024) als auch der Vielfaltsbarometer 2025 (Arant et al. 2025) nutzen den Begriff „Transsexualität", der jedoch als pathologisierend erlebt werden kann.

Nach einer Umfrage der Europäischen Kommission (European Commission 2023) unterstützten 81 % der Deutschen gleiche Rechte für queere Personen, aber 16 % waren gegen gleiche Rechte. Insgesamt berichteten Frauen und jüngere Personen zumeist queerfreundlichere bzw. -sensiblere Einstellungen als Männer und ältere Personen (European Commission 2023; Ipsos 2024). Diese Befunde verdeutlichen, dass trotz mehrheitlicher Zustimmung zu Gleichberechtigung weiterhin tief verwurzelte Stereotype und Vorurteile gegenüber trans*, inter* und nonbinären Personen bestehen, die sich je nach Kontext und Bevölkerungsgruppe unterschiedlich stark ausprägen.

2.3 Pathologisierung

Eine spezifische Form, die für das Gesundheitswesen besonders relevant ist, ist die Pathologisierung von geschlechtlichen Minoritäten (vgl. Tischoff 2020), das heißt die Beschreibung bestimmter Geschlechtlichkeiten als Krankheit. Die Pathologisierung macht sich unter anderem in medizinischen Diagnosesystemen bemerkbar (Tischoff 2020; Turner et al. 2020).

Die zwei wichtigsten Diagnosesysteme für medizinische Diskurse über geschlechtliche Vielfalt sind das Diagnostic and Statistical Manual of Mental Disorders (DSM) zum einen und die International Statistical Classification of Diseases and Related Health Problems (ICD). Auch hier gab es über die Zeit verschiedene Veränderungen, die aufzeigen, dass die Konzepte „Krankheit" und „Gesundheit" auch einen stark normativen Charakter haben können (vgl. Tischoff 2020). So war beispielsweise Homosexualität bis 1973 im DSM und bis 1992 in der ICD als psychische Störung klassifiziert. In Deutschland wird für Diagnosen im Gesundheitsbereich die ICD genutzt, das DSM ist hierzulande eher für die Forschung relevant.

Mit der ICD-11, die 2022 in Kraft getreten ist (mit fünfjähriger Übergangszeit in der Praxis), hat sich in einem gewissen Ausmaß eine Entpathologisierung geschlechtlicher Minoritäten durchgesetzt, zumindest in Bezug auf die Geschlechtsidentität (vgl. Turner et al. 2020). In der ICD-10 wurden „Störungen der Geschlechtsidentität" unter „Persönlichkeits- und Verhaltensstörungen" gelistet, darunter „Transsexualismus" (F64.0). In der ICD-11 gibt es nun die Klassifikationsgruppe „Geschlechtsinkongruenz" mit folgender Definition, die auch offen für nonbinäre Identitäten ist: „Geschlechtsinkongruenz ist durch eine ausgeprägte und anhaltende Inkongruenz zwischen dem empfundenen Geschlecht und dem zugewiesenen Geschlecht gekennzeichnet. Geschlechtsvariante Verhaltensweisen und Vorlieben allein sind keine Grundlage für die Zuweisung von Diagnosen in dieser Gruppe" (ICD-11 Testversion der deutschen Übersetzung s. Bundesinstitut für Arzneimittel und Medizinprodukte o. J.). Geschlechtsinkongruenz in der ICD-11 ist somit weniger pathologisierend und ermöglicht den Zugang zum Gesundheitswesen, zum Beispiel bei geschlechtsangleichenden Maßnahmen.

Inter* fand sich in der ICD-10 an verschiedenen Stellen, zum Beispiel unter „Angeborene Fehlbildungen, Deformitäten und Chromosomenanomalien"(Q00–Q99) wie „Unbestimmtes Geschlecht und Pseudohermaphroditismus" (Q56.-). In der ICD-11 wird Inter* als „Fehlbildungen der Geschlechtsentwicklung" und „Störungen der Geschlechtsentwicklung" an verschiedenen Stellen aufgeführt. Der Begriff Disorders of Sex Development (DSD; Hughes et al. 2006), also Störungen der Geschlechtsentwicklung, ist eine eindeutige Pathologisierung von zumeist nicht behandlungsbedürftiger Vielfalt von Körpergeschlecht (➔ Kap. 4). Die Abkürzung DSD wird heute inzwischen oft als Differences of Sex Development genutzt – oder zu Deutsch „Varianten der Geschlechtsentwicklung". Viele Beschreibungen von Varianten der Geschlechtsentwicklung sind stark medizinisch-pathologisierend geprägt. Neben „Diagnosen" haben inter* Personen häufig geschlechtsnormierende Operationen erlebt, oft schon direkt nach der Geburt, obwohl dies nicht notwendig gewesen wäre und weitreichende Folgen für das gesamte Leben haben kann (vgl. Schweizer und Richter-Appelt 2012; Voß 2012).

Um eine vermeintlich pathologisierte Geschlechtsidentität zu „heilen", werden und wurden sogenannte Konversionstherapien durchgeführt (ursprünglich insbesondere zur „Heilung" von Homosexualität und häufig auch in religiösen Kontexten eingesetzt). Bei diesen kommen verschiedene Methoden zum Einsatz, bis hin zu psychischer und physischer Gewalt und Elektroschocks (United Nations Human Rights Office of the High Commissioner 2020). Ungeachtet des menschenverachtenden Vorgehens gibt es keinerlei wissenschaftliche Hinweise auf die Wirksamkeit von Konversionstherapien, teilweise finden sich Hinweise auf negative Wirkungen (UK Government Equalities Office 2021). So zeigte sich empirisch ein Zusammenhang von Konversionstherapien und -maßnahmen mit einem erhöhten Risiko für Suizidversuche bei trans* Personen (u. a. Turban et al. 2020).

Neben den gesetzlichen Vorgaben existieren auch spezifische Behandlungsleitlinien für geschlechtliche Minoritäten von der Arbeitsgemeinschaft der Wissenschaftlichen Medizinischen Fachgesellschaften (o. J.)[2]:

---

[2] S3-Leitlinien stellen die höchste Entwicklungsstufe aus systematischer Recherche und strukturierter Konsensfindung dar. S2k-Leitlinien weisen ein strukturiertes Konsensverfahren eines repräsentativen Gremiums auf, jedoch keine (vollständig) systematische Evidenzrecherche.

1. S3-Leitlinie Geschlechtsinkongruenz, Geschlechtsdysphorie und Trans-Gesundheit: Diagnostik, Beratung, Behandlung (Registernummer: 138-001)
2. S2k-Leitlinie Geschlechtsinkongruenz und Geschlechtsdysphorie im Kindes- und Jugendalter – Diagnostik und Behandlung (Registernummer: 028-014)
3. S2k-Leitlinie Varianten der Geschlechtsentwicklung (Registernummer: 174-001)

Bei der S2k-Leitlinie zur Varianten der Geschlechtsentwicklung werden Hebammen explizit als Adressat*innen benannt, bei der S3-Leitlinie zur Geschlechtsinkongruenz, Geschlechtsdysphorie und Trans-Gesundheit indirekt.

Insgesamt zeigt sich, dass medizinische Diagnosesysteme und Behandlungsleitlinien nicht nur medizinische, sondern auch gesellschaftliche Normen widerspiegeln. Die Entwicklungen der letzten Jahre deuten zwar auf eine gewisse Entpathologisierung geschlechtlicher Vielfalt hin, gleichzeitig bestehen weiterhin normative Zuschreibungen fort. Eine kritische Auseinandersetzung mit diesen Systemen bleibt daher essenziell – insbesondere im Hinblick auf die Rechte und Bedürfnisse geschlechtlicher Minoritäten.

2.4 Das Minoritätenstressmodell und gesundheitliche Folgen von Diskriminierung

Das Minoritätenstressmodell wurde von Meyer (2003; vgl. Frost und Meyer 2023) für Personen einer nichtheterosexuellen Orientierung entwickelt, um Effekte des Minoritätenstresses auf die mentalen Gesundheit erklärbar zu machen: Demnach erleben Personen einer sexuellen Minorität neben allgemeinen Stressoren (z.B. Arbeitsplatzverlust) zusätzlich spezifischen Minoritätenstress, der die Gesundheit negativ beeinträchtigt. Beim Minoritätenstress werden zwei Prozesse beschrieben: (1.) Der distale Minoritätenstress setzt sich zusammen aus direkt selbst erlebter Diskriminierung. (2.) Der proximale Minoritätenstress speist sich aus erwarteter Diskriminierung, Selbststigmatisierung und der Verheimlichung des Minoritätenstatus. Die Kernaussage des Modells liegt darin, zu beschreiben und empirisch prüfbar zu machen, dass Angehörige von Minoritäten multiplen Stressoren ausgesetzt sind, sodass negative Effekte auf die (mentale) Gesundheit wahrscheinlich sind. Die Annahme des Minoritätenstressmodells wird forschungsmethodisch nicht unkritisch gesehen. Eine Kritik ist die Interpretation von Ursache-Wirkungs-Beziehungen auf Basis von bloßen Zusammenhangsanalysen (Bailey 2020).

Testa et al. (2015) übertrugen das Modell auf trans* und nonbinäre Personen, wobei inter* Personen nicht direkt adressiert wurden. Das sogenannte Gender Minority Stress Model von Testa et al. (2015) unterscheidet drei geschlechtsbezogene Faktoren, die mit der mentalen und physischen Gesundheit im Zusammenhang stehen (Abb. 2.3):

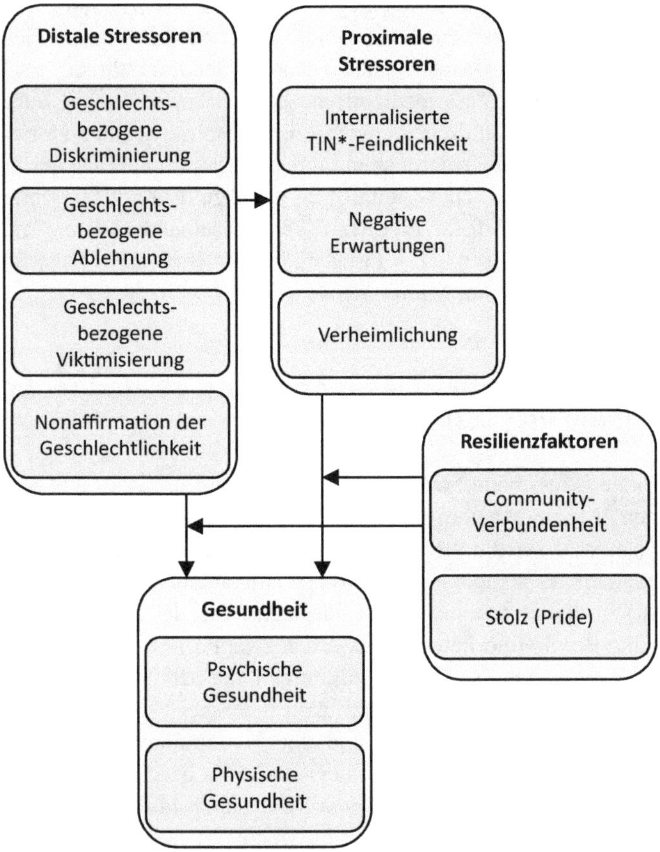

Abb. 2.3 Das Minoritätenstressmodell der Geschlechtlichkeit. (Anmerkungen: In Anlehnung an Testa et al. (2015))

1. Distale Stressoren: Distale Stressoren sind äußere Belastungen, also die außerhalb der Person liegen. Hierzu gehören erlebte Diskriminierung, Ausgrenzung und Viktimisierung. Besonders stressinduzierend ist hierbei die Nonaffirmation, also die mangelnde Anerkennung der Geschlechtsidentität, zum Beispiel durch falsche Anreden.
2. Proximale Stressoren: Proximale Stressoren sind Belastungen, die innerhalb der Person liegen. Hierzu gehören die Selbststigmatisierung, also die internalisierte TIN*-Feindlichkeit, negative Erwartungen wie antizipierte Diskriminierung sowie Verheimlichung der nichtcisgeschlechtlichen Identität.
3. Minoritätenresilienz: Minoritätenresilienz beschreibt Faktoren, die zur (psychischen) Gesundheit beitragen bzw. die Stressoren abpuffern können. Spezifische Resilienzfaktoren sind die Verbundenheit mit der queeren bzw. der spezifischen geschlechtlichen Community und der Stolz auf die eigene Geschlechtlichkeit.

Die minoritätenspezifischen Stressoren wirken nun mit den weiteren Stressoren auf das psychische Belastungserleben, führen aber auch zu körperlichen Reaktionen (z. B. Cortisolausschüttung; vgl. Hackbart et al. 2024; Komlenac 2021). Somit ergeben sich mehr stressassoziierte Symptome bei queeren Personen, insbesondere bei trans*, inter* und nonbinären Personen.

Empirische Befunde zeigen, dass queere Menschen im Vergleich zu nichtqueeren Personen (1.) häufiger unter Depressionen sowie Angst- und Panikstörungen leiden, (2.) vermehrt autoaggressives Verhalten, Suizide und Suizidversuche aufweisen, (3.) ein geringeres Selbstwertgefühl, ein negativeres Körperbild und häufiger Essstörungen entwickeln, (4.) höhere Raten von Alkohol- und Drogenmissbrauch sowie von sexuellem Risikoverhalten zeigen und (5.) öfter somatische Erkrankungen wie Krebs, Asthma, Diabetes oder kardiovaskuläre Erkrankungen haben (Komlenac 2021; vgl. Pöge et al. 2020; Zeeman et al. 2019). Spezifisch für Deutschland zeigten Kasprowski et al. (2021), dass unter anderem mehr queere Personen depressive Erkrankungen, Schlafstörungen und Burnout sowie mehr Angst- und Essstörungen berichteten als nichtqueere Personen. Außerdem gaben mehr queere Personen an, eine Herzkrankheit, Migräne oder chronische Rückenschmerzen zu haben. Insgesamt war der Anteil, bei denen Krankheiten festgestellt wurde, bei queeren Personen höher als bei nichtqueeren Personen. Auch für Schwangerschaft und Geburt kann ein negativer Einfluss durch Minoritätenstress bei queeren Personen angenommen werden (Malmquist et al. 2019).

Für die Hebammenpraxis bedeute das: Trans*, inter* und nonbinäre Personen – aber auch andere Personen aus Minoritätengruppen – erleben oft zusätzliche Belastungen im Gesundheitswesen durch Minoritätenstress, der den Gesundheitsstatus von Eltern und Kindern negativ beeinflussen kann. Eine sensible, diskriminierungssensible Betreuung stärkt das Vertrauen und fördert das Wohlbefinden. Das Minoritätenstressmodell hilft dabei, diese Belastungen zu verstehen und aktiv daran zu arbeiten, Barrieren strukturiert abzubauen und (werdende) Familien diversitätssensibel zu betreuen.

2.5 Intersektionalität

Viele Betrachtungen von Diskriminierung fokussieren zumeist eine Differenzkategorie wie Geschlecht. Dies ist komplexitätsreduzierend, wird jedoch der Welt nicht vollständig gerecht, da Personen vielfältige Merkmale aufweisen und auch aufgrund von mehr als einem Merkmal diskriminiert werden können. In solchen Fällen spricht man nach Crenshaw (1989, 2017) von Intersektionalität. Das Konzept beschreibt, dass Menschen gleichzeitig von verschiedenen sozialen Kategorien beeinflusst werden – etwa Geschlechtlichkeit, Race,[3] Klasse, sexuelle Orientierung oder Behinderung – und dass sich diese Kategorien gegenseitig verstärken oder abschwächen können. Crenshaw (1989) prägte den Begriff der Intersektionalität, um sichtbar zu machen, dass Schwarze Frauen diskriminierende Erfahrungen machen, die über bloßen Rassismus und Sexismus hinausgehen: So führt die Kombination von Schwarz- und Frausein zu einer ganz besonderen Form der Diskriminierung und Marginalisierung, die Schwarze Männer und weiße Frauen nicht erleben. Collins (2000) hebt im Vergleich zu Crenshaw (1989) die sozialen Machtverhältnisse besonders hervor und beschreibt die Matrix of Domination, die Menschen je nach Situation sowohl benachteiligen als auch privilegieren kann. Weitere Beispiele im Kontext von Diskriminierung und Intersektionalität lassen sich in der Verbindung von Frau- oder Schwangersein und Körpergewicht finden. Adipositas ist dabei mit mangelnder Kontrolle und zu wenig Selbstverantwortung assoziiert. Von der Stigmatisierung berichten nicht nur Betroffene oder Hebammen selbst, zum Beispiel wenn im OP über narkotisierte adipöse Schwangere abwertend gesprochen wird – sie findet auch Ausdruck in medizinischer Fachliteratur und prägt das Bild der*des adipösen schwangeren Patient*in (Ensel 2018).

Für die praktische Arbeit – zum Beispiel in Beratung, Bildung, Sozialer Arbeit oder Gesundheitsversorgung, aber auch in der Hebammenarbeit (vgl. Winkler und Babac 2022) – bedeutet Intersektionalität, genauer hinzuschauen: Welche Faktoren wirken gleichzeitig und welche unterschiedlichen Bedürfnisse entstehen daraus? Fachkräfte können besser arbeiten, wenn sie ihre Klient*innen nicht nach

[3] Der Begriff „Race" wird genutzt, um sich auf biologische Eigenschaften von Menschen wie Hautfarbe und die sich daraus resultierenden sozialen Konstruktionen zu beziehen.

allgemeinen Annahmen beurteilen und wenn sie selbst nicht entsprechend beurteilt werden. In Organisationen kann eine intersektionale Perspektive helfen, Routinen und Strukturen kritisch zu reflektieren: Wer wird durch Formulare, Sprache, Öffnungszeiten oder Kommunikationswege ausgeschlossen?

Intersektionale Diskriminierung ist jedoch nicht nur einseitig in professionellen Beziehungen relevant (➔ Kap. 3). Nach Müller-Lissner (2024) berichten Mediziner*innen von diskriminierenden Erfahrungen, zum Beispiel in Deutschland gebürtige Ärzt*innen, die als Persons of Colour von Patient*innen nach ihrer tatsächlichen Herkunft gefragt oder von Vorgesetzten für ihr exzellentes Deutsch gelobt werden. Besonders problematisch ist hierbei, dass das Erleben von Diskriminierung und die damit verbundene höhere Anstrengung (z. B. um das Vertrauen von Patient*innen zu gewinnen) Ressourcen bindet, sodass Expert*innen nicht unmittelbar ihre volle Expertise einbringen können: „Diskriminierung und Rassismus im Gesundheitswesen gehen zu Lasten der Patientinnen und Patienten, aber auch zu Lasten der Selbstwahrnehmung von Medizinerinnen und Medizinern, die ihrer Aufgabe nicht gerecht werden können“ (Borde, nach Müller-Lissner 2024, S. 20).

Damit Intersektionalität im Alltag nicht zu einem bloßen Schlagwort wird, braucht es eine klare und reflektierte Anwendung. Nash (2008) weist darauf hin, dass Präzision wichtig ist: Wie genau beeinflussen sich verschiedene Kategorien? Welche konkreten Handlungsschritte folgen daraus? Für die Praxis können Leitfäden, Reflexionsfragen oder intersektional gestaltete Assessments dabei helfen, Mehrfachzugehörigkeiten systematisch mitzudenken. So dient Intersektionalität nicht nur der Analyse, sondern wird zu einem Werkzeug, das ermöglicht, Menschen gerechter und differenzierter zu unterstützen.

2.6 Zusammenfassung und Reflexion

2.6.1 Zusammenfassung

Die Diskriminierung geschlechtlicher Minoritäten zeigt sich auf verschiedenen Ebenen und stellt eine zentrale Herausforderung im Gesundheitswesen dar. Heteronormativität beschreibt die gesellschaftliche Vorstellung, dass es nur zwei „natürliche“ Geschlechter (Frau und Mann) und Heterosexualität gibt. Heterosexismus bewertet darüber hinaus Heterosexualität und die damit einhergehende Zweigeschlechtlichkeit als überlegen. Personen mit anderen Geschlechtlichkeiten werden dadurch nicht nur marginalisiert, sondern häufig auch aktiv diskriminiert.

Diskriminierung kann auf vier Ebenen auftreten:

1. Strukturell (z. B. gesetzliche Regelungen, eingeschränkte medizinische Versorgung)
2. Organisational (z. B. unzureichende Maßnahmen in Institutionen)
3. Interaktional (z. B. Gewalt, Mikroaggressionen, Ausgrenzung)
4. Intrapersonal (z. B. Vorurteile und Selbststigmatisierung)

Trotz gesetzlicher Fortschritte wie dem Selbstbestimmungsgesetz bestehen viele strukturelle Barrieren fort – etwa im Abstammungsrecht oder in der medizinischen Klassifikation von Geschlecht. Zahlreiche TIN*-Personen berichten von Diskriminierung, unter anderem im Sozial- und Gesundheitswesen. Stereotype und Vorurteile gegenüber trans*, inter* und nonbinären Personen sind tief in der Gesellschaft verankert. Zwar sprechen sich viele Menschen für Gleichberechtigung von queeren Personen aus, gleichzeitig bestehen ambivalente und feindliche Einstellungen fort.

Im medizinischen Bereich zeigt sich Diskriminierung oft in Form von Pathologisierung. Geschlechtliche Vielfalt wurde lange als „krankhaft" eingeordnet. Mit der Einführung der ICD-11 wurde zwar ein wichtiger Schritt zur Entpathologisierung von trans* und nonbinären Personen gesetzt, jedoch bestehen weiterhin Herausforderungen – insbesondere im Umgang mit inter* Personen.

Das Minoritätenstressmodell erklärt, wie zusätzliche, spezifische Belastungen durch Stigmatisierung, Diskriminierung und Ausgrenzung die physische und psychische Gesundheit negativ beeinflussen. Trans*, inter* und nonbinäre Personen berichten häufiger von Depressionen, Angststörungen und körperlichen Beschwerden. Schutzfaktoren wie Community-Zugehörigkeit und Stolz auf die eigene Identität können dem potenziell abpuffernd entgegenwirken.

Für eine diskriminierungssensible Betreuung in der Hebammenarbeit ist es daher entscheidend, gesellschaftliche Machtverhältnisse, Stereotype und strukturelle Hürden zu erkennen sowie aktiv abzubauen. Nur so kann eine professionelle, diversitätssensible Versorgung gewährleistet werden.

2.6.2 Reflexionsfragen

Zur eigenen Person:

1. Wie fühle ich mich, wenn ich ausgegrenzt werde (z. B. nicht zu einer Veranstaltung eingeladen werde)?
2. Wo sehe ich in meiner Lebenswelt Möglichkeiten, Diskriminierung zu vermeiden?

Zur Gesellschaft:

3. Wie wirken Medien auf gesellschaftliche Vorstellungen von Geschlechtlichkeit?
4. Was sagen aktuelle gesellschaftliche Debatten (z. B. über das „Gendern“) über das Verständnis von geschlechtlicher Gleichberechtigung aus?

Zum Hebammenberuf:

5. Wo nehme ich als Hebamme Herausforderungen (Hürden, strukturelle Barrieren, Diskriminierung) im Umgang mit geschlechtlicher Vielfalt wahr?
6. Welche strukturellen Barrieren bestehen im Gesundheitswesen für trans*, inter* und nonbinäre Personen – und was kann ich zur Veränderung beitragen?

Beziehungsgestaltung in der Hebammenarbeit 3

Inhaltsverzeichnis

Die Beziehungsgestaltung in der Hebammenarbeit ist ein zentrales Element professionellen Handelns und bildet die Grundlage für eine sichere, vertrauensvolle und wirksame Begleitung während Schwangerschaft, Geburt und Wochenbett. Dieses Kapitel führt in grundlegende Konzepte der sogenannten Arbeitsbeziehung ein und zeigt, warum die Qualität der Beziehung maßgeblich dafür ist, wie Unterstützung erlebt und angenommen wird. Es erläutert auf Basis des personzentrierten Ansatzes wesentliche Aspekte wie Empathie, Wertschätzung sowie Kongruenz und macht deutlich, wie Hebammen diese aktiv und reflektiert gestalten können, um Vertrauen zu fördern. Dabei wird herausgearbeitet, welche Bedeutung geschlechtliche Vielfalt in der Versorgung hat und wie eine respektvolle, inklusive Beziehungsgestaltung Barrieren abbauen und Teilhabe fördern kann. Darüber hinaus wird aufgezeigt, wie Machtverhältnisse und Erwartungen – insbesondere in Bezug auf Geschlechtlichkeit – die Interaktion prägen und das Erleben von Sicherheit, Selbstbestimmung und Partizipation beeinflussen. Zudem wird mit der systemischen

M. Hackbart, C. Schwenger-Fink, *Geschlechtliche Vielfalt in der Hebammenarbeit*, https://doi.org/10.1007/978-3-662-73602-9_3

Perspektive die Erweiterung auf eine Mehrpersonenkonstellation Bezug genommen. Die Darstellung aktueller theoretischer Ansätze und empirischer Erkenntnisse verdeutlicht, dass Beziehungsgestaltung kein beiläufiger Bestandteil, sondern ein wesentlicher wirksamer Kernbereich der Hebammenarbeit ist, der kontinuierliche Reflexion, Sensibilität und soziale Kompetenz erfordert.

3.1 Professionelle Arbeitsbeziehung

Die Interaktion der Akteur*innen im Gesundheitswesen – und somit auch in der Hebammenarbeit – ist vulnerabel, da Patient*innen bzw. Klient*innen selbst als besonders vulnerable Gruppe gelten und sich in einer unterstützungsbedürftigen Position befinden. Die Arbeitsbeziehung zwischen Hebamme und Klient*innen wird als eine therapeutische Allianz[1] beschrieben (vgl. Naranjos Velazquez 2023). Es finden sich unterschiedliche Ansätze zur Ausdifferenzierung der therapeutischen Allianz mit unterschiedlichen Schwerpunktsetzungen, allerdings tauchen drei Themen wiederkehrend auf: (1.) Kooperation, (2.) emotionale Bindung und (3.) gemeinsame Einigung auf Ziele und Aufgaben (Stubbe 2018). Naranjos Velazquez (2023, S. 10) formuliert in Anlehnung an Bordin (1979) für die Hebammenarbeit: „Zentral für die Zusammenarbeit ist der Aufbau einer Beziehung (Bond), die u. a. gekennzeichnet ist durch Sympathie, Respekt und Vertrauen. Während der sozialen Interaktion zwischen Hebamme bzw. Familienhebamme und Klientin kommt es […] zudem zur Aushandlung gemeinsamer Ziele (Goals) und eine Zusammenarbeit hinsichtlich gezielt ausgewählter Aufgaben (Tasks)." Im Unterschied zu privaten Beziehungen zeichnet sich eine professionelle Beziehung beispielsweise dadurch aus, dass sie nicht auf Freiwilligkeit beruht, zeitlich befristet ist, einem bestimmten Zweck sowie klaren Zielen dient, finanziell entlohnt wird und durch eine Balance von Nähe und Distanz gekennzeichnet ist (Büker 2019).

Die empirische Forschung hat sich der Hebammen-Klient*in-Beziehung bisher kaum gewidmet (vgl. Naranjos Velazquez 2023). Befunde aus qualitativ-empirischen Studien zeigen, dass insbesondere die Themen (1.) personalisierte Versorgung, (2.) Vertrauen und (3.) Empowerment besonders relevant sind (Perriman et al. 2018). Weitere Hinweise für die Bedeutung der Beziehungsgestaltung lassen sich aus benachbarten Disziplinen wie Medizin und Psychotherapie ableiten (vgl. Hackbart und Thies 2020, 2021). In einer Metaanalyse von Fuertes et al. (2017) ergab sich unter anderem, dass die Bewertung der Arbeitsbeziehung zwischen Ärzt*innen und

[1] Im Folgenden wird das Konzept der Arbeitsbeziehung genutzt, das die therapeutische Allianz beinhaltet.

Patient*innen mit der Adhärenz (Therapietreue) und der Erwartung hinsichtlich der Gesundwerdung jeweils im mittleren Zusammenhang stand – mit der Zufriedenheit sogar im großen Zusammenhang. Auch im Coaching ergaben sich positive Zusammenhänge von der Qualität der Arbeitsbeziehung mit erwünschten Coaching-Resultaten (Graßmann et al. 2019). Diese Zusammenhänge sind sogar größer als im psychotherapeutischen Setting: So konnte in einer Metaanalyse von Del Re et al. (2021) ein kleiner bis mittelgroßer, aber robuster Zusammenhang detektiert werden.

Verschiedene Modelle und Ansätze beschreiben „gute Hebammenarbeit", sind jedoch nicht durchweg wissenschaftlich fundiert (vgl. Eri et al. 2020). Als Ausgangspunkt zur Herstellung einer guten, vertrauensvollen Arbeitsbeziehung und therapeutischen Allianz kann zum Beispiel der personzentrierte Ansatz von Rogers (2007) herangezogen werden. Dafür und darüber hinaus müssen auch Machtdynamiken in der asymmetrischen Hebammen-Klient*innen-Beziehung reflektiert werden.

3.1.1 Beziehungsgestaltung nach dem personzentrierten Ansatz

Der personzentrierte bzw. klient*innenzentrierte Ansatz nach Rogers (2007) ist ein Beratungs- und Therapieansatz, der auf einem humanistischen Menschenbild basiert: Der Mensch wird als grundsätzlich gut, einzigartig, selbstbestimmt und wachstumsorientiert betrachtet, mit der ihm innewohnenden Fähigkeit zur Selbstverwirklichung und Verantwortungsübernahme für sein eigenes Leben (vgl. Kriz 2007). Der personzentrierte Ansatz geht von der Grundannahme aus, dass der Mensch eine angeborene Tendenz zur Selbstaktualisierung besitzt. Diese Selbstaktualisierungstendenz bezeichnet die grundlegende Motivation, Fähigkeiten und Potenziale zu entfalten sowie ein kohärentes Selbstkonzept zu entwickeln. Psychische Probleme entstehen nach Rogers (2007), wenn Inkongruenzen zwischen dem Selbstkonzept und den tatsächlichen Erfahrungen auftreten. Zentral ist die Annahme, dass förderliche zwischenmenschliche Bedingungen notwendig sind, um psychische Störungen abzubauen und eine positive Entwicklung zu ermöglichen. „Wirksame Beratung besteht aus einer eindeutig strukturierten, gewährenden Beziehung, die es dem Klienten ermöglicht, zu einem Verständnis seiner selbst in einem Ausmaß zu gelangen, das ihn befähigt, aufgrund dieser neuen Orientierung positive Schritte zu unternehmen" (Rogers 2007, S. 28).

Rogers (2007) formulierte hierfür folgende notwendige und hinreichende Bedingungen bzw. Basisqualitäten der Beratungsperson: Empathie, bedingungsfreie positive Wertschätzung und Kongruenz (vgl. Weinberger 2013; Tab. 3.1). Das

Tab. 3.1 Basisqualitäten der personzentrierten Beratung

Beschreibung	Beispielhafte Umsetzung
Empathie	
Einfühlendes, nichtwertendes Verstehen der Gedanken und der Gefühle der Klient*innen	• Widerspiegeln, Paraphrasieren, Verbalisieren, aktives Zuhören • Stellen offener Fragen • Klarmachen von Widersprüchen • Sprachstil Klient*innen anpassen • Dem Gesprächsinhalt angepasste Gestik, Mimik und Haltung
Bedingungsfreie positive Wertschätzung	
Akzeptanz und Respekt gegenüber den Klient*innen (nicht gegenüber Verhalten), ohne Bedingungen dafür zu stellen	• Solidarisieren • Anerkennen (kleiner) Erfolge und Bemühungen • Ermutigen • Fokus auf Ausnahmen, wo Kompetenzen gezeigt wurden • Offene, zugewandte Gestik, Mimik und Haltung
Kongruenz	
Authentizität, Echtheit und Übereinstimmung zwischen innerem Erleben und äußerem Ausdruck der Beratungsperson	• Klären von Rollen und Erwartungen • Informationen zur eigenen Person geben • Zugeben eigener Fehler • Einbringen des eigenen Humors • Nutzung von Ich-Botschaften • Reflexion der eigenen Person und des eigenen Verhaltens

Anmerkungen: Nach Rogers (2007); beispielhafte Umsetzung in Anlehnung an Weinberger (2013)

Vorhandensein dieser Bedingungen schafft eine Beziehung, in der die Person ihre Erfahrungen integrieren und eine größere Übereinstimmung zwischen Selbstbild und Erleben erreichen kann (Abb. 3.1).

Der Beratungsprozess ist somit primär auf die Person und Beziehung fokussiert und nicht durch Techniken oder Interpretationen von außen bestimmt. Die Rolle der Beratungsperson besteht darin, eine unterstützende Beziehung zu gestalten, die es dem Individuum erlaubt, seine eigenen Ressourcen zu mobilisieren. Ziele sind eine höhere Selbstkongruenz, gesteigerte Selbstakzeptanz und eine größere Autonomie in der Lebensgestaltung. Im Kontext der Hebammenarbeit erweist sich der personzentrierte Ansatz als wertvoll, da Klient*innen häufig mit Unsicherheiten, körperlichen Herausforderungen und neuen Rollen konfrontiert sind – und somit eine Selbstaktualisierung erforderlich ist. Die Hebamme kann durch eine

Abb. 3.1 Rogers' Modell der Basisqualitäten der Beratung/Therapie. (Anmerkungen: In Anlehnung an Warschburger (2009, S. 14))

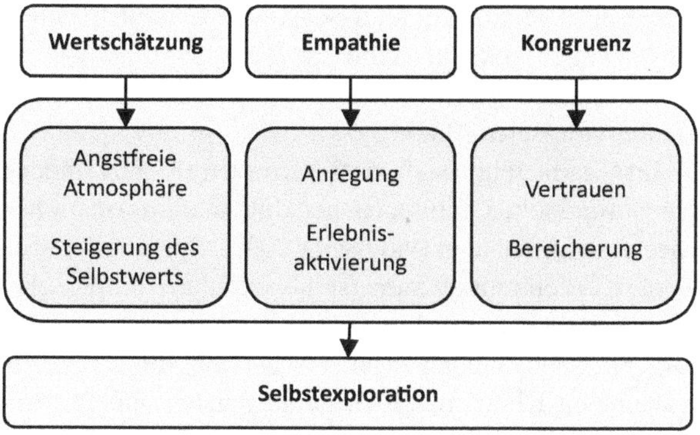

entsprechend nach Rogers postulierte Grundhaltung eine sichere Rahmung für diesen Prozess schaffen (vgl. Bernard 2010).

Auf Basis des personzentrierten Ansatzes haben sich in Folge weitere Ansätze herausgebildet. Einer dieser Ansätze ist zum Beispiel die motivierende Gesprächsführung (Miller und Rollnick 2015), die insbesondere auch im Gesundheitskontext relevant ist (Kaluza 2018).

3.1.2 Interpersonales Vertrauen in der Beziehungsgestaltung

Vertrauen gilt als Wirkfaktor in der Hebammenarbeit, weil es die Qualität der Interaktion, die wahrgenommene Sicherheit und die Akzeptanz fachlicher Anleitungen unmittelbar beeinflussen kann (Mirzaee und Dehghan 2020). Interpersonales Vertrauen, also das Vertrauen in eine andere Person, ist nach Petermann (1997, S. 157; vgl. Beier 2022) durch folgende Merkmale charakterisiert:

- „Vertrauen ist mit Ungewißheit für die vertrauende Person verbunden.
- Der Vertrauende setzt sich einem potenziellen Risiko aus.
- Es besteht eine mangelnde Beeinflußbarkeit des eigenen Schicksals.
- Vertrauen ist zukunftsorientiert und setzt eine relative Beziehungsdauer voraus."

Für die Hebammenarbeit können Perspektiven aus der ärztlichen Arbeitsbeziehung übertragen werden (vgl. Hackbart und Thies 2020): Klient*innen sind zumeist medizinische Laien und müssen somit auf die Kompetenz von Hebammen vertrauen. Gleichzeitig sind Schwangere in einer vulnerablen Position, die durch Ungewissheit gekennzeichnet ist – und je vulnerabler eine Person ist, desto mehr ist sie darauf angewiesen, zu vertrauen, was wiederum für Missbrauch vulnerabel macht (vgl. Beier 2022).

Insgesamt zeigte sich, dass Vertrauen (in Ärzt*innen) unter anderem mit besserer Gesundheit, Offenlegen persönlicher Informationen, Adhärenz und Compliance zusammenhängt (vgl. Beier 2022). Spezifisch für die Hebammenarbeit gibt es wenige Erkenntnisse, zumeist aus qualitativ-empirischen Studien, die sich jedoch im Wesentlichen mit den allgemeinen Befunden zur ärztlichen Arbeitsbeziehung decken. Nach Sandall et al. (2024) war für den Aufbau einer vertrauensvollen Hebammen-Klient*innen-Beziehung insbesondere die Kontinuität der Betreuung entscheidend, um Vertrauen aufzubauen, da sie Sicherheit und Stabilität vermittelt (vgl. LoGrippo 2013).

Determinanten für Vertrauenswürdigkeit sind „u. a. die folgenden Faktoren: die Art der Kommunikation, Empathie, persönliche Integrität, Abbau von Distanz/Asymmetrie, Vermeidung von Scham und Demütigung, Ehrlichkeit, fachliche Kompetenz sowie die Wahrung der Vertraulichkeit“ (Beier 2022, S. 274). Nach Petermann (1997) ergeben sich drei Phasen für den Aufbau einer vertrauensvollen Arbeitsbeziehung, die durch konsistentes Verhalten der Gesundheitsfachkraft gekennzeichnet sind:

1. Verständnisvolle Kommunikation: Eine vertrauensvolle Arbeitsbeziehung erfordert eine kommunikative Grundhaltung, die durch Aufmerksamkeit, Empathie und Transparenz geprägt ist. Zentral ist die ungeteilte Zuwendung zu den Klient*innen, die sich in aktivem Zuhören, konstantem Blickkontakt sowie dem sensiblen Erfassen verbaler und nonverbaler Signale äußert. So können emotionale Zustände wie Ängste frühzeitig erkannt und adressiert werden.
2. Abbau von Bedrohungen: Da viele medizinische Handlungen potenziell bedrohlich wirken können – insbesondere wenn sie unerwartet erfolgen oder unzureichend erklärt werden –, ist es notwendig, medizinisches Handeln strukturiert und nachvollziehbar zu gestalten. Klare Kommunikation über geplante Maßnahmen sowie deren Zweck und Ablauf stärkt das Sicherheitsgefühl der Klient*innen. Eine transparente Vorgehensweise fördert das Vertrauen in die Kompetenz und ermöglicht eine aktive Mitwirkung der Klient*innen.
3. Vertrauensfördernde Handlungen: Vertrauen entsteht nicht ausschließlich durch kommunikative Maßnahmen, sondern insbesondere durch erlebte Selbstwirksamkeit. Indem Klient*innen gezielt zur Übernahme überschaubarer Aufgaben ermutigt werden, entwickeln sie Handlungskompetenz und stärken ihr Selbstvertrauen. Dies trägt wesentlich zur Bewältigung von Herausforderungen und zur Stabilisierung der Arbeitsbeziehung bei.

Entgegengebrachtes Vertrauen von Klient*innen ist jedoch sehr individuell. So spielen unter anderem bisherige Erfahrungen mit dem Gesundheitssystem eine Rolle, ob Klient*innen Hebammen vertrauen (vgl. Bohren et al. 2015). Beispielsweise kann erfahrene oder befürchtete Diskriminierung den Aufbau einer vertrauensvollen Hebammen-Klient*innen-Beziehung erschweren oder hemmen. Die Hebamme muss also in ihrer professionellen Rolle ihre Machtmittel im Sinne der Klient*innen nutzen und eine sichere Situation herstellen.

3.2 Machtasymmetrie und -sensibilität

Ein definiertes Ziel vieler Ansätze und Perspektiven in der Hebammenwissenschaft ist das Empowerment der Klient*innen (Kohrasani Baghini et al. 2023; Perriman et al. 2018): „Empowerment beschreibt Prozesse von Personen oder Gruppen, die diese befähigen, selbsttätig und selbstbestimmt ihr Leben und ihre soziale Lebenswelt (mit) zu gestalten" (Meierjürgen und Warnke 2018, S. 142). Viele Studien zeigen jedoch, dass unterschiedliche Formen von Fehlverhalten und -behandlungen, die dem Empowerment zuwiderlaufen, von Klient*innen erlebt werden. So fassten Bohren et al. (2015) die Befunde innerhalb von sieben Themen zusammen: (1.) körperliche Übergriffe, (2.) sexuelle Übergriffe, (3.) verbale Übergriffe, (4.) Stigmatisierung und Diskriminierung, (5.) Nichteinhaltung professioneller Versorgungsstandards, (6.) schlechte Beziehungsgestaltung sowie (7.) weitere Bedingungen und Einschränkungen innerhalb des Gesundheitssystems (vgl. Kasaye et al. 2024). Gründe für das Fehlverhalten sind vielfältig, zum Beispiel Unkenntnis der eigenen Rechte auf Seiten der Klient*innen und die Normalisierung von Fehlverhalten auf Seiten der Hebammen (Schaaf et al. 2023). Aber auch die Hierarchie zwischen Hebammen und Klient*innen spielt eine Rolle.

Die Arbeitsbeziehung in Gesundheitsberufen ist durch Asymmetrie gekennzeichnet und auch bei der Hebammen-Klient*innen-Beziehung asymmetrisch (Schaaf et al. 2023). French und Raven (1959; Raven 1993; vgl. Misamer 2023) haben sechs Formen der Macht unterschieden. Bei allen Formen stehen Hebammen im Vergleich zu ihren Klient*innen mehr Machtmittel zur Verfügung (s. Tab. 3.2). Wie diese genutzt werden, liegt jedoch bei der einzelnen Hebamme.

Macht ist oft negativ konnotiert, kann aber nach Misamer (2023) auch als „neutrales Potenzial", Einfluss auf andere nehmen zu können, verstanden werden. Basierend auf Scholl (2012) unterscheidet Misamer (2019, 2023) konstruktive und destruktive Machtnutzung. Die konstruktive Machtnutzung basiert auf (berufs-) ethischen Prinzipien und ist zum Nutzen der Klient*innen. Formen der konstruktiven Nutzung von Macht sind unter anderem persönliches Kennenlernen von

Tab. 3.2 Machtmittel mit Bezügen zur Hebammenarbeit

	Beispiele	
Beschreibung	Bezug Klient*in	Bezug Kind
Belohnungsmacht		
Entsteht durch die Möglichkeit, Anreize oder Vorteile zu gewähren	Hebamme stärkt die Mutter durch Lob und Zuspruch, wenn sie aktiv mitarbeitet oder durchhält.	Hebamme schenkt dem Kind Zuwendung und Körperkontakt, wenn es sich beruhigt oder erfolgreich trinkt.
Zwangs-/Bestrafungsmacht		
Umfasst die Fähigkeit, Strafen oder Nachteile zu verhängen	Hebamme droht, Klient*in nicht weiter zu unterstützen, wenn Anweisungen nicht befolgt werden.	Hebamme behandelt Kind grob, wenn es sich nicht ruhig verhält.
Legitimierte Macht		
Beruht auf der formalen Position oder Rolle einer Person (Autorität)	Hebamme führt Untersuchungen durch oder empfiehlt bestimmte Gebärhaltungen.	Hebamme entscheidet über das Einleiten einer Untersuchung, z. B. Gewichtskontrollen nach dem Stillen.
Referenz-/Identifikationsmacht		
Entsteht, wenn andere sich mit der Person identifizieren oder sie bewundern	Aufgrund der besonnenen und souverän wirkenden Art der Hebamme, vertraut die Klient*in den Empfehlungen der Hebamme.	Hebamme erzählt vom Umgang mit dem eigenen Kind während der Schwangerschaft und frühen Elternschaft.
Expertisemacht		
Beruht auf Fachwissen, Erfahrung oder besonderen Fähigkeiten (Expertise)	Hebamme bereitet Klient*in nach aktuellem Stand der Wissenschaft auf Geburt vor.	Hebamme erkennt frühzeitig Anzeichen für Erkrankung und weist auf geeignete Maßnahmen hin.
Informationsmacht		
Beruht auf Zugang zu und Kontrolle über relevante Informationen	Hebamme gibt Informationen zu Geburtsablauf, Ernährung oder Wochenbetreuung.	Hebamme entscheidet, wie sie Befunde kommuniziert und wie diese das weitere Vorgehen beeinflussen.

Anmerkungen: Machtmittel nach French und Raven (1959)

Klient*innen, Fragen nach Problemen sowie Eruieren von Ressourcen von Klient*innen. Insgesamt fokussiert die konstruktive Machtnutzung „Hilfe zur Selbsthilfe“ und somit auch Empowerment (vgl. Meierjürgen und Warnke 2018).

Die destruktive Machtnutzung ist zum Schaden der Klient*innen und die Interessen der Klient*innen werden missachtet oder verletzt. Dazu gehören unter anderem die Benachteiligung oder Bevorteilung von Klient*innen, Diskriminierung, häufiges Arbeiten mit Anweisungen und Nichtannehmen von Kritik. Eine Machtnutzung, die hauptsächlich das Ziel verfolgt, das eigene Wohlbefinden aufrechtzuerhalten oder herzustellen, unabhängig vom Nutzen oder Schaden der Klient*innen, ist auch als destruktiv zu bewerten. Aus dieser destruktiven Nutzung von Macht ergeben sich die verschiedenen Formen von Fehlverhalten wie Übergriffe oder Verletzungen von Versorgungsstandards (vgl. Bohren et al. 2015).

Hebammen brauchen also Machtsensibilität. „Machtsensibilität beschreibt eine konstitutive Empfindsamkeit gegenüber der Machtanwendung. Sie beinhaltet ein Wissen um den eigenen Status, mögliche Korrumpierungsmechanismen, das Eigenwirkpotenzial von Macht, divergierende Wahrnehmungen der Machtanwendung je nach Standpunkt, sozialpsychologische Fallstricke der eigenen Wahrnehmung“ (Misamer und Hennecken 2022, nach Misamer 2023, S. 97). Für die Hebammenarbeit bedeutet dies konkret:

- Statussensibilität: Statussensibilität beinhaltet das Wissen um die eigene Verantwortung im professionellen Setting. Statusunterschiede müssen aktiv wahrgenommen sowie reflektiert werden. Beispielsweise ist sich eine Hebamme ihres eigenen Berufsabschlusses, ihrer Tätigkeit in der eigenen Praxis als Selbstständige sowie ihrer Fachexpertise – und somit ihrer professionellen Wirkung nach außen – bewusst, wenn sie zum Beispiel die Begleitung bei Stillschwierigkeiten bei Klient*innen ohne Schul-/Berufsabschluss und ohne Vorerfahrungen empathisch, wertschätzend sowie ressourcen- und adressat*innenorientiert gestaltet. Sie achtet zum Beispiel auf eine verständliche, wertschätzende Sprache, verwendet unterstützend visuelle Materialien, stellt offene Fragen, empfiehlt Maßnahmen, die auch für Unerfahrene gut umsetzbar sind, und bestärkt die Eltern in ihrem Handeln.
- Sensibilität für das Eigenwirkpotenzial von Macht und Korrumpierungssensibilität: Macht führt zu einem angenehmen Gefühl, das mit mehr Handlungsoptionen einhergeht, das korrumpieren kann – auch schon vor der eigentlichen Handlung. „Das angenehme Gefühl, Macht zu haben, führt in der Regel dazu, noch mehr davon haben zu wollen, denn es ist mit Genussgefühlen assoziiert“ (Misamer 2023, S. 49) und dies kann zu Machtmissbrauch führen. Daher müssen es die Machtvolleren in einer Beziehung vermeiden, die Machtasymmetrie bevormundend und zur eigenen Aufwertung einzusetzen. Anstatt also eine*n Klient*in im Umgang mit zum Beispiel Stillproblemen zu kritisieren, um das eigene Wissen zu demonstrieren und sich selbst aufzuwerten, exploriert eine machtsensible Hebamme empathisch und zugewandt die möglichen Gründe der Probleme wie wunde Brustwarzen oder psychische Belastung.

Die*der Klient*in fühlt sich ernst genommen, die Handlungskompetenz wird aufgewertet und die Übernahme der Stillpraxis geschieht aus eigener Entscheidung anstatt aus Pflichtgefühl oder Unterwerfung.
- Sensibilität bezüglich divergierender Wahrnehmungen der Machtanwendung: Personen, die Macht ausüben, erleben ihr Handeln (und ihre Berufsgruppe) in der Regel positiver als diejenigen, auf die Macht ausgeübt wird. Aus Sicht einer Hebamme erscheint beispielsweise die Empfehlung, trotz Schwierigkeiten weiter zu stillen, als fürsorgliche Anleitung und im Sinne einer professionellen Verantwortung, das gesundheitlich „Beste" für Klient*in und Kind sicherzustellen. Aus Sicht der stillenden Person wird dieselbe Empfehlung im besten Fall ebenso wahrgenommen. Sie könnte aber im ungünstigen Fall auch als Druck, Bevormundung und Einschränkung der Autonomie empfunden werden.
- Sensibilität für soziale Wahrnehmungsverzerrungen: Personen sind anfällig für eine Reihe von sozialen Wahrnehmungsverzerrungen (z. B. Stereotype und Vorurteile, Eigengruppenpräferenz, Attributionsfehler). Zum Beispiel rät eine Hebamme den Eltern, ihr Kind ausschließlich zu stillen, weil es die beste Ernährungsform für Säuglinge ist. Als die Eltern dies nicht umsetzen, unterstellt die Hebamme den Eltern Unfähigkeit und geht forscher mit ihnen um. Tatsächlich konnten die Eltern den Rat nicht umsetzen, weil situativ eine Bildgebungsuntersuchung mit Kontrastmittel dies verhindert hat. Die Hebamme unterlag in diesem Beispiel dem sogenannten Korrespondenzfehler, also dem Fehler, die Ursache von Verhalten innerhalb der Personen zu suchen und situative Faktoren auszublenden.

Die Reflexion dieser und analoger Mechanismen ist für den Aufbau einer professionellen, machtsensiblen Arbeitsbeziehung zwischen Hebammen und Klient*innen unabdingbar. Dazu gehört auch die Reflexion von Heteronormativität (➔ Kap. 2).

3.3 Selbsterfüllende Prophezeiungen bei Personen aus marginalisierten Gruppen

Die Interaktion mit Personen aus marginalisierten Gruppen wie trans*, inter* und nonbinären Personen ist durch Normen und daraus folgende Stereotypen geprägt, die die Beziehungsgestaltung gefährden können. Stereotype, Vorurteile und die damit einhergehenden Erwartungen werden häufig durch selbsterfüllende Prophezeiungen aufrechterhalten (u. a. Tauber 1997). Diese wirken über zwei Mechanismen

(Greitemeyer 2020, S. 82): „(1) die erwartungskonsistente Bewertung von Informationen und (2) die tatsächliche Bestätigung von Verhaltensannahmen.“

Als allgemeines Rahmenmodell zur Illustration stereotypbasierter selbsterfüllender Prophezeiungen kann das transaktionale Modell von Nickel (1985) herangezogen werden (Abb. 3.2), das zwar ursprünglich für die Lehrer*innen-Schüler*innen-Beziehung erstellt wurde, aber darüber hinaus auch auf das Gesundheitswesen übertragen werden kann (Hackbart und Thies 2020, 2021). Mithilfe des transaktionalen Modells können nun positive „Engelskreisläufe“ (gegenseitige Bestärkung und Vertrauen) oder negative „Teufelskreisläufe“ (gegenseitige Ablehnung oder Misstrauen) beschrieben werden. Es ist im weiten Sinne auch ein systemisches Modell.

Die Hebamme und die*der Klient*in stehen nach dem transaktionalen Modell in einer echten „Wechselbeziehung [...], an der beide Seiten aktiven Anteil haben und durch die sie ihr Verhalten gegenseitig beeinflussen“ (Nickel 1985, S. 267). Jede Interaktion zwischen Hebamme und Klient*in ist also durch wechselseitige Einflüsse und Rückkopplungsprozesse geprägt. Beide Seiten beeinflussen sich gegenseitig im Verlauf der Betreuung. Nach Nickel (1985) wirken sowohl (1.) soziokulturelle als auch (2.) intrapsychische Einflüsse auf die Beziehungsgestaltung ein.

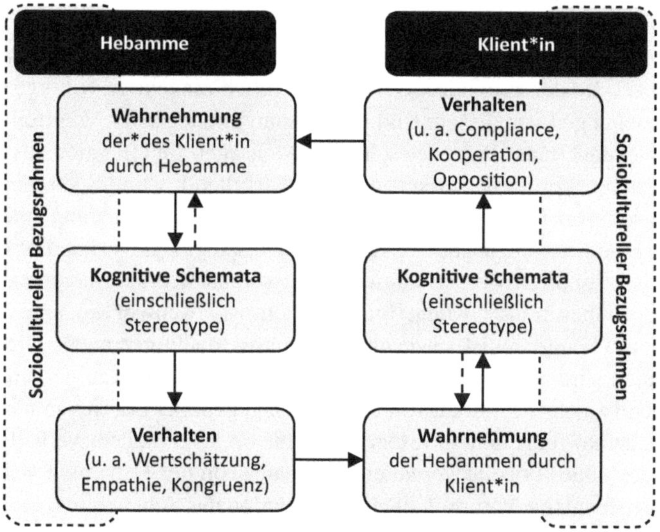

Abb. 3.2 Das transaktionale Modell der Interaktionsregulation für Hebammen. (Anmerkungen: In Anlehnung an Nickel (1985), nach Hackbart und Thies (2021, S. 45))

So ist die Hebammen-Klient*innen-Interaktion eingebettet in den soziokulturellen Bezugsrahmen, jeweils für die Hebamme als auch für die Klient*innen. Die vergangenen Erfahrungen rund um die Geburt, die gegenwärtigen Beziehungen und objektive Einflüsse (wie Medien, Fachliteratur oder Curricula) sind Teile des soziokulturellen Bezugsrahmens. Kognitive Schemata, zu denen unter anderem Normen, Einstellungen und Stereotype gehören, bilden sich nun durch Erziehung und Sozialisation auf Basis des soziokulturellen Hintergrunds. Diese kognitiven Schemata wiederum beeinflussen das konkrete Verhalten, was von der anderen Person wahrgenommen und verarbeitet wird.

Thies (2010) unterscheidet zwei verschiedene Formen von kognitiven Schemata zur Interaktionsregulation: relationale und interaktionale Schemata. Dabei beziehen sich relationale Schemata auf allgemeine Repräsentationen, zum Beispiel gegenüber Hebammen allgemein oder trans* Personen allgemein. Interaktionale Schemata beziehen sich auf eine spezifische Interaktion zu Einzelpersonen, zum Beispiel wie Hebamme A Klient*in B sieht. Im Verlauf der Beziehungsgestaltung werden also die allgemeinen, relationalen Schemata mit den spezifischen, interaktionalen angereichert.

Für die Begleitung eine*r trans* Klient*in in Deutschland kann dies nun wie folgt für einen „Teufelskreislauf" beschrieben werden: Durch die heteronormative Erziehung und Sozialisation (soziokultureller Bezugsrahmen) entsteht auf Seiten der Hebamme die Vorstellung (relationales Schema), dass schwangere Personen automatisch endo, cis Frauen sind, die mit einem endo, cis Mann in einer Beziehung sind – oder der zumindest das geschlechtlich eindeutige Kind gezeugt hat. Alle Abweichungen von diesem Bild werden nun mit negativen Vorurteilen belegt, zum Beispiel dass trans* Personen schlechte Menschen sind (relationales Schema). Diese negativen Vorurteile wirken nun selbsterfüllend: Zum einen werden Verhaltensweisen von trans* Eltern in erwartungskonforme Richtung interpretiert, indem der Fokus auf die negativen Verhaltensweisen gelegt wird und positive Verhaltensweisen ignoriert werden. Zum anderen verhält sich die Hebamme dann negativer gegenüber trans* Klient*innen, indem sie weniger empathisch, wertschätzend und kongruent ist sowie eher destruktiv Macht gebraucht. Dieses negative Verhalten wird wiederum von der*dem trans* Klient*in wahrgenommen, was weitergehend zu einem Aufbau von Misstrauen gegenüber der Hebamme (interaktionales Schema) führt und zu reserviertem bis oppositionellem Verhalten führen kann. Dieses oppositionelle Verhalten wird dann von der Hebamme wahrgenommen, was das negative Vorurteil allgemein (relationales Schema) und in Bezug auf die*den konkrete*n Klient*in (interaktionales Schema) bestätigt. Wichtig ist, dass auch die Klient*innen Einfluss auf die Interaktion haben und nicht nur passiv reagieren. Gleichzeitig und parallel wirken nämlich auch die Schemata der Klient*innen. So können diese beispielsweise Diskriminierung erwarten, was zu einem reservierten Verhalten führen kann. Da der Hebamme aber mehr Machtmittel zur Verfügung stehen, sind die Schemata der Hebamme theoretisch wirkmächtiger als die der Klient*innen.

Fehlende Sensibilität gegenüber queeren Personen kann zu gesundheitlicher Unterversorgung und erhöhter psychosozialer Belastung führen (Alencar Albuquerque et al. 2016; Bartig et al. 2021). Um positive „Engelskreisläufe“ bei queeren Klient*innen anzustoßen, müssen Hebammen ihre heteronormative Sozialisation und die daraus resultierenden Annahmen reflektieren. Hebammen sind in dieser Konstellation besonders gefordert, da sie zentrale Bezugspersonen in einer vulnerablen Lebensphase darstellen. Eine diskriminierungs- und diversitätssensible Betreuung trägt wesentlich zum subjektiven Sicherheitsgefühl sowie zur psychischen Gesundheit von trans*, inter* und nonbinären Personen bei.

3.4 Systemische Haltung in der professionellen Begleitung

Eine Hebamme hat nicht nur mit einer Person zu tun, sondern immer mit einem familiären System, das mindestens aus zwei Personen besteht: einem Elternteil und einem Kind. Eine systemische Haltung richtet nun den Blick der Hebamme auf Wechselwirkungen innerhalb des Familiensystems einerseits (z. B. Eltern, Geschwister) und auf die gesellschaftlichen Systeme (z. B. Kultur, Recht) andererseits – und kann somit die Geschlechtlichkeit einer Person in Wechselwirkung mit anderen (z. B. Familienangehörigen) sowie dem gesellschaftlichen System berücksichtigen. Systemische Perspektiven und Theorien in Bezug auf menschliches Erleben und Verhalten sind sehr vielfältig, es gibt jedoch grundlegende, übergreifende Annahmen (Beher 2024; Strunk und Schiepek 2006; von Schlippe und Schweitzer 2016): „Als System bezeichnen wir eine beliebige Gruppe von Elementen, die durch Beziehungen miteinander verbunden und durch eine Grenze von ihren Umwelten abgrenzbar sind“ (von Schlippe und Schweitzer 2016, S. 31), wie beispielsweise eine Familie als soziales System.

Soziale Systeme sind komplex, nichtlinear, dynamisch und selbstorganisiert (Beher 2024; Strunk und Schiepek 2006; von Schlippe und Schweitzer 2016). Die Komplexität ergibt sich aus vielen miteinander verbundenen Elementen wie Menschen, Gruppen, Rollen, Regeln und Beziehungen, die sich gegenseitig beeinflussen und so ein dichtes Netzwerk bilden. Nichtlinearität beschreibt, dass kleine

Veränderungen manchmal große Auswirkungen haben können, während größere Maßnahmen kaum Wirkung zeigen – Ursache und Wirkung stehen also nicht in einem einfachen, berechenbaren Verhältnis. Soziale Systeme sind dynamisch, da sie kontinuierlich auf interne und externe Einflüsse reagieren, sich an veränderte Umweltbedingungen anpassen und dabei emergente Strukturen und Prozesse ausbilden. Gleichzeitig sind sie selbstorganisiert, denn viele Muster, Strukturen oder Regeln entstehen aus dem Zusammenspiel der Beteiligten, ohne dass eine zentrale Instanz alles steuert. Dadurch sind soziale Systeme oft schwer vorhersehbar und nicht gezielt beeinflussbar. Probleme werden zudem innerhalb des gesamten Systems betrachtet und nicht innerhalb einer einzelnen Person. So liegt eine Überforderung einer Mutter nicht bei der Mutter selbst begründet, sondern ergibt sich durch das soziale Zusammenspiel innerhalb der Familie, die beispielsweise durch unhinterfragte Geschlechterrollen innerhalb der Familie geprägt sind, sodass der Vater nicht in der Kinderbetreuung und der Haushaltsführung eingebunden ist.

Die systemische Haltung stützt sich auf den Konstruktivismus, der davon ausgeht, dass Wirklichkeit nicht objektiv „gegeben", sondern vom Individuum aktiv konstruiert wird: Menschen nehmen Informationen selektiv wahr, interpretieren sie im eigenen Erfahrungshorizont und konstruieren so subjektive Realitäten. Dieses Verständnis legt den Fokus auf Bedeutungszuschreibungen, Wahrnehmungsmuster und individuelle Sinnkonstruktionen innerhalb sozialer Systeme (von Schlippe und Schweitzer 2016). Zentrale Prinzipien der systemischen Haltung sind nach von Schlippe und Schweitzer (2016):

- Kooperation und Beziehung: Systemische Praxis versteht Beziehung als zentralen Wirkfaktor. Systemische Arbeit oszilliert historisch zwischen mitfühlender Begegnung und distanzierter Neutralität. Entscheidend ist eine professionelle Beziehung, die Offenheit, Kongruenz und gleichzeitig eine klare Rolle ermöglicht.
- Vergrößerung des Möglichkeitsraums: Ziel ist es, neue Perspektiven zu öffnen. Systemische Haltung richtet sich auf die Erweiterung von Handlungs- und Bedeutungsräumen statt auf Defizite. Interventionen sollen Möglichkeiten sichtbar machen und festschreibende Diagnosen vermeiden.
- Autonomie als Schlüsselwort: Autonomie meint, dass Klient*innen ihre Lösungen selbst entwickeln – auch wenn diese nicht mit den Ideen der Fachkraft übereinstimmen. Unterstützung gilt als gelungen, wenn sie Selbstwirksamkeit fördert, nicht wenn die Fachkraft „richtig" lag.
- Verhindern und Begrenzen: Systemische Haltung heißt nicht nur Ermöglichen und Autonomieförderung, sondern schließt ausdrücklich die Pflicht ein, in Situationen, in denen Schaden droht, einzugreifen, zu begrenzen oder zu verhindern.

- Zirkularität: Zirkuläres Denken beschreibt Verhalten als Teil von Rückkopplungsschleifen. Anstatt lineare Ursache-Wirkungs-Modelle zu nutzen, werden Muster der gegenseitigen Beeinflussung sichtbar gemacht. So entsteht ein Verständnis für Wechselwirkungen, das Interventionen präziser macht.
- Hypothesenbildung: Eine Vielfalt von Hypothesen hilft, Informationen zu ordnen und anzuregen. Dabei gilt es nicht, die „richtige" Hypothese zu finden, sondern viele hilfreiche.
- Von der Allparteilichkeit zur Neutralität: Allparteilichkeit bedeutet, allen Stimmen Raum zu geben und sich für alle Stimmen einzusetzen. Neutralität meint, keine Partei zu bevorzugen. Die Kunst besteht darin, beide Haltungen flexibel situativ einzusetzen.
- Von der Neutralität zur Neugier: Neutralität und Zirkularität werden durch neugierige Offenheit zusammengeführt. Neugier verhindert vorschnelle Gewissheiten und fördert die Suche nach Alternativen.
- Respektlosigkeit gegenüber Ideen, Respekt gegenüber Menschen: Theorien sollen nicht dogmatisch angewendet, sondern als Werkzeuge genutzt werden. Offenheit, Irritation und Selbstreflexion helfen, starre Überzeugungen aufzulösen und neue Sichtweisen zu ermöglichen.
- Begleitung als Verstörung und Anregung: Veränderung entsteht oft durch gezielte „Perturbationen", also leichte Verstörungen bestehender Muster. Diese Impulse irritieren festgefahrene Strukturen konstruktiv und regen Selbstorganisationsprozesse an – ohne destruktiv zu wirken.
- Ressourcenorientierung, Lösungsorientierung und Kund*innenorientierung: Grundhaltung, „von den Ressourcen her zu denken, auf konkrete Lösungen zuzugehen und sich konsequent an den Interessen des jeweiligen Gegenübers, den ‚Kunden' zu orientieren" (von Schlippe und Schweitzer 2016, S. 209).

Die Reflexion der eigenen Rolle, der institutionellen Einbettung und der professionellen Handlungsmacht ist dabei integraler Bestandteil, um ethisch, inklusiv und klient*innenzentriert agieren zu können.

Systemische Zugänge zur Beziehungsgestaltung in der Hebammenarbeit basieren auf einer professionellen Haltung, die menschliches Erleben als relational, kontextabhängig und dynamisch versteht und Verhalten nicht linear, sondern in wechselseitigen Interaktionsprozessen begreift, in denen jede Person sowohl auf andere reagiert als auch deren Verhalten mitprägt (von Schlippe und Schweitzer 2016) – wie auch im transaktionalen Modell (Nickel 1985) dargestellt. Von Schlippe und Schweitzer (2016) beschreiben Systemkompetenz mit folgenden sechs Subkompetenzen:

1. Berücksichtigung sozialer Strukturen: Erwartungen, Rollen, Regeln und Aufträge erkennen und je nach Situation einhalten oder bewusst thematisieren
2. Umgang mit Zeit: Dynamiken und passende Momente für Veränderungen spüren, nutzen und fördern, Geduld haben, Zeitdruck vermeiden und klare Ziele entwickeln
3. Umgang mit Emotionen: intensive Gefühle aushalten, für die eigene Selbstfürsorge sorgen, vorhandene Energie nutzen, Zugehörigkeit fördern und Widersprüche aushalten
4. Soziale Kontaktfähigkeit: klar verständlich sprechen, sensibel für das Gegenüber und kulturelle Unterschiede sein sowie gut mit anderen Disziplinen zusammenarbeiten
5. Förderung der Selbstorganisation: fehlerfreundliches Experimentieren, in kritischen Phasen Sicherheit geben und vorhandene Ressourcen kreativ für Lösungen nutzen
6. Anwendung systemtheoretischen Wissens: komplexe, dynamische Prozesse so modellieren, dass sinnvolles Handeln möglich wird

Die systemische Therapie ist wirksam und eine der anerkannten Richtlinienverfahren für Psychotherapie mit Erwachsenen (Gemeinsamer Bundesausschuss 2019) sowie mit Kindern und Jugendlichen (Gemeinsamer Bundesausschuss 2024).

Die systemische Haltung ermöglicht einen ganzheitlichen Blick auf menschliches Erleben und Verhalten, indem sie Individuen stets im Kontext ihrer sozialen Systeme betrachtet und Dynamik, Komplexität sowie Selbstorganisation anerkennt. Sie fördert Autonomie und Ressourcen, während die Reflexion der ethischen Verantwortung das professionelle Handeln sichert. Dadurch werden nachhaltige Veränderungsprozesse ermöglicht.

3.5 Zusammenfassung und Reflexion

3.5.1 Zusammenfassung

Eine tragfähige Arbeitsbeziehung zwischen Hebamme und Klient*innen entsteht, wenn Kooperation, emotionale Bindung und gemeinsame Zielvereinbarungen verwirklicht werden. Personalisierte Versorgung, Vertrauen und die Förderung von Selbstbestimmung spielen dabei eine zentrale Rolle. Wesentlich sind Haltungen wie Empathie, Wertschätzung und Kongruenz, die es ermöglichen, Ressourcen und Kompetenzen der betreuten Person zu stärken. Vertrauen bildet hier eine

Schlüsselfunktion für die Qualität der Betreuung. Vertrauen fördert Sicherheit, erleichtert Offenheit und unterstützt die aktive Mitwirkung der Klient*innen.

Machtmissbrauch oder Diskriminierung können die Hebammen-Klient*innen-Beziehung erheblich belasten. Hebammen verfügen über mehr Machtmittel als Klient*innen. Wird dieser Einfluss konstruktiv genutzt, kann er Selbstbestimmung und Empowerment fördern. Destruktiv eingesetzt, führt er hingegen zu Abhängigkeit, Unsicherheit und Benachteiligung. Machtsensibilität bedeutet, sich der eigenen Rolle bewusst zu sein, mögliche Verzerrungen zu reflektieren und Verantwortung für den Umgang mit Macht zu übernehmen. Stereotype und selbsterfüllende Prophezeiungen wirken sich unmittelbar auf die Interaktion zwischen Hebammen und Klient*innen aus. Vorurteile können Verhalten prägen, wechselseitige Dynamiken verstärken und negative Kreisläufe in der Beziehung in Gang setzen. Besonders marginalisierte Gruppen sind hiervon betroffen. Positive Kreisläufe entstehen hingegen, wenn Anerkennung, Offenheit und diskriminierungssensible Haltungen die Interaktion bestimmen.

Insgesamt zeigt sich, dass gerechte Geburtsbegleitung auf mehreren Ebenen ansetzt: Sie erfordert gesellschaftliche Rahmenbedingungen, die Gleichheit und Teilhabe sichern, eine professionelle Beziehungsgestaltung, die Vertrauen und Empowerment stärkt, sowie die bewusste Reflexion von Machtverhältnissen und Stereotypen. So kann Hebammenarbeit zu einem Prozess werden, der nicht nur medizinisch sicher, sondern auch menschenwürdig und inklusiv gestaltet ist.

3.5.2 Reflexionsfragen

Zur eigenen Person:

1. Was macht für mich allgemein eine gute Beziehung aus?
2. In welchen Situationen fällt es mir leicht, Empathie, Wertschätzung und Kongruenz zu zeigen, und wann stoße ich an Grenzen?

Zur Gesellschaft:

3. In welchen gesellschaftlichen Kontexten befindet sich ein familiäres System? Wie beeinflussen und bedingen sie sich gegenseitig?
4. Wie beeinflusst das Bildungssystem die Perspektive auf eine diversitätssensible, inklusive gesundheitliche Versorgung?

Zum Hebammenberuf:

5. Wie kann ich Klient*innen dabei unterstützen, Selbstbestimmung und Empowerment zu erleben?
6. Welche Strategien nutze ich als Hebamme, um Macht verantwortungsvoll und konstruktiv einzusetzen?

Körpergeschlechtliche Vielfalt bei Kindern

4

Inhaltsverzeichnis

Die körpergeschlechtliche Vielfalt bei Kindern zeigt, dass sich Geschlechtsentwicklung in vielen unterschiedlichen Formen vollziehen kann. Dieses Kapitel gibt einen grundlegenden Überblick über Varianten der Geschlechtsentwicklung und erläutert, wie Chromosomen, Hormone, Gonaden und Genitalien zusammenwirken. Es beschreibt zentrale medizinische Aspekte, typische Entwicklungsverläufe sowie ausgewählte Varianten der Geschlechtsentwicklung, ohne Inter* zu pathologisieren. Zugleich wird verdeutlicht, warum zweigeschlechtliche Vorstellungen der tatsächlichen körperlichen Vielfalt nicht gerecht werden und weshalb ein umsichtiges, gut informiertes Vorgehen im Alltag von Hebammen wichtig ist. Das Kapitel geht auf historische und gegenwärtige medizinische Umgangsweisen mit inter* Kindern ein und zeigt, welche Fragen und Unsicherheiten sich für Familien

M. Hackbart, C. Schwenger-Fink, *Geschlechtliche Vielfalt in der Hebammenarbeit*, https://doi.org/10.1007/978-3-662-73602-9_4

ergeben können. Dabei wird auch anhand eines fiktiven Fallbeispiels mit sowohl positiver als auch negativer Ausrichtung die Bedeutung einer respektvollen, verständlichen und unterstützenden Orientierung durch Hebammen herausgestellt. Insgesamt bietet das Kapitel eine Einführung in körpergeschlechtliche Vielfalt bei Kindern und schafft eine Grundlage, um diese in der Versorgung sensibel und verantwortungsvoll zu berücksichtigen.

4.1 Varianten der Geschlechtsentwicklung

Das Körpergeschlecht ist sehr komplex und die Einsortierung in zwei Kategorien wird dieser Komplexität nicht gerecht. Das Körpergeschlecht wird über Chromosomen, Hormone, Genitalien und sekundäre Geschlechtsmerkmale beschrieben (vgl. Debus und Laumann 2018), sodass verschiedene Varianten der Geschlechtsentwicklung möglich sind. Zu beachten ist, dass bei der Beschreibung von Varianten der Geschlechtsentwicklung bzw. Inter* auf biologische und medizinische Begriffe zurückgegriffen wird, obwohl diese pathologisierend sein können bzw. sind[1] (➔ Kap. 2).

Inter* kann basierend auf dem Chromosomensatz in drei Gruppen unterteilt werden (Tab. 4.1; Hughes et al. 2006; Schweizer 2012a):

1. XX-chromosomale Varianten der Geschlechtsentwicklung
2. XY-chromosomale Varianten der Geschlechtsentwicklung
3. Varianten der Geschlechtsentwicklung mit numerischer Veränderung der Gonosomen

Als medizinischer Notfall ist kaum eine Form anzusehen (Intergeschlechtliche Menschen Bundesverband & Intergeschlechtliche Menschen Landesverband Niedersachsen 2025), jedoch gibt es Ausnahmen, zum Beispiel kann beim adrenogenitalen Syndrom ein Salzverlust auftreten, der lebensbedrohlich ist. Bestimmte Behandlungen, zum Beispiel eine Hormonersatztherapie oder Screenings bei erhöhtem Tumorrisiko, können je nach individueller Entwicklung sinnvoll sein (Schweizer 2012a; Deutsche Gesellschaft für pädiatrische und adoleszente Endo-

[1] Zur Beschreibung von Inter* bzw. Varianten der Geschlechtsentwicklung wird hier zum einen aufgrund der Vergleichbarkeit zu anderen Quellen und andererseits mangels eines alternativen, eindeutigen Vokabulars auf medizinische Bezeichnungen zurückgegriffen. Diese können teilweise mit einem pathologisierenden Verständnis assoziiert sein, was hier nicht intendiert ist.

Tab. 4.1 Ausgewählte Formen der Varianten der Geschlechtsentwicklung

Medizinische Bezeichnung	Beschreibung	Möglicher Phänotyp			Fertilität (mit eigenen Gameten)
		w	w/m	m	
XX-chromosomale Varianten der Geschlechtsentwicklung					
Adrenogenitales Syndrom	Durch geringe Cortisolproduktion erhöhte Produktion von Testosteron	X	X	X	Möglich
Reine XX-Gonadendysgenesie	Umgewandelte Ovarien (fast) ohne Follikelbestand	X	(X)		Nein
Ovotestikuläre/gemischte Gonadendysgenesie	Umgewandelte Gonaden, wobei sowohl Hodengewebe und Eierstockgewebe vorliegen	X	X	X	Möglich, aber unwahrscheinlich
De-la-Chapelle-Syndrom	XX-Mann, Ursache der Differenzierung noch nicht vollständig klar		X	X	Nein
XY-chromosomale Varianten der Geschlechtsentwicklung					
Komplettes Androgenresistenzsyndrom, auch Goldberg-Maxwell-Morris-Syndrom	Androgene wirken zellulär (fast) vollständig nicht	X	(X)		Nein
Partielles Androgenresistenzsyndrom	Androgene wirken zellulär reduziert	X	X	X	Möglich
Ovotestikuläre/gemischte Gonadendysgenesie	Umgewandelte Gonaden, wobei sowohl Hoden- als auch Eierstockgewebe vorliegen	X	X	X	Möglich, aber unwahrscheinlich
Reine XY-Gonadendysgenesie, auch Swyer-Syndrom	Umgewandelte Gonaden	X	(X)	(X)	Nein
5α-Reduktase-Mangel	Enzymbedingte verringerte Umwandlung von Testosteron in Dihydrotestosteron	X	X	X	Möglich

(Fortsetzung)

Tab. 4.1 (Fortsetzung)

Medizinische Bezeichnung	Beschreibung	Möglicher Phänotyp			Fertilität (mit eigenen Gameten)
		w	w/m	m	
17β-Hydroxysteroid-Dehydrogenase-Mangel	Enzymbedingte verringerte Umwandlung von Androstendion zu Testosteron	X	X	X	Möglich, aber unwahrscheinlich
Leydig-Zell-Hypoplasie und -Aplasie	Keine oder verringerte Androgenproduktion	X	X	X	Möglich, aber unwahrscheinlich
Varianten der Geschlechtsentwicklung mit numerischer Veränderung der Geschlechtschromosomen					
(Ullrich-)Turner-Syndrom	Nicht vorhandenes oder verändertes zweites X-Gonosom	X			Möglich, aber unwahrscheinlich
Klinefelter-(Reifenstein-Albright-)Syndrom	Zusätzliches Vorliegen eines X-Gonosoms (XXY) oder einer Mosaikform		(X)	X	Möglich, aber wenig wahrscheinlich (möglich unter besonderen Bedingungen über assistierte Reproduktion)
Ovotestikuläre/gemischte Gonadendysgenesie	Umgewandelte Gonaden, wobei sowohl Hoden- als auch Eierstockgewebe vorliegen	X	X	X	Möglich, aber unwahrscheinlich
Mit Varianten der Geschlechtsentwicklung assoziierte Entwicklungen					
Hypospadie[1]	Mündung der Harnröhre auf der Unterseite des Penis			X	Ja
Epispadie	Mündung der Harnröhre auf der Oberseite des Penis			X	Ja
Klitorishypertrophie	Sehr große Klitoris	X			Ja
Mikrophallus, auch Mikropenis	Sehr kleiner Penis			X	Ja

Anmerkungen: In Anlehnung an Intergeschlechtliche Menschen Bundesverband & Intergeschlechtliche Menschen Landesverband Niedersachsen (2025, S. 20). Abkürzungen: m = männlich, w = weiblich. [1]Die proximale Hypospadie wird von der Chicago-Konsensus-Konferenz (Hughes et al. 2006) als Variante der Geschlechtsentwicklung eingestuft

krinologie und Diabetologie et al. 2025). Somit sind medizinische Eingriffe kaum angezeigt, sofern die Zustimmung der inter* Person nicht vorliegt.

Debatten um Körpergeschlechter, die nicht „normkonform" sind, kommen oft im Bereich des Profisports auf, wenn Frauen, trans*, inter* und nonbinäre Personen einen „zu hohen" Testosteronspiegel für den kompetitiven Frauensport haben (Bassett et al. 2020). Seit 2021 gibt das Internationale Olympische Komitee inzwischen keine einheitlichen Kriterien für Testosteronlevel bei Sportler*innen vor (Martowicz et al. 2023), allerdings gibt es seit 2026 Richtlinien zum Schutz des oylmpischen Frauensports (International Olympic Committee, 2026), in denen Folgendes festgelegt wurde: Für die Zulassung zur Kategorie „Frau" wird ein genetischer Test verlangt, der die Abwesenheit eines bestimmten Gens (SRY-Gen, dass zumeist eine männliche Entwicklung determiniert) aufzeigt. Nur in wenigen Ausnahmenfällen, in denen Athlet*innen nicht von den anabolen und/oder leistungssteigernden Wirkungen von Testosteron profitieren wie bei einer kompletten Androgenresistenz, ist eine Zulassung zum (olympischen) Frauensport möglich. Auch Diskurse über ein typisch weibliches und typisch männliches Gehirn können auf Basis empirischer Befunde als überholt angesehen werden (Human Brain Mosaic; Joel 2021; Joel et al. 2015). Körpergeschlecht ist also auf verschiedenen Dimensionen zu betrachten – und nicht ausschließlich in Kategorien.

4.2 Vielfalt der körperlichen Geschlechtsentwicklung

Die Entwicklung des Körpergeschlechts ist durch verschiedene Prozesse geprägt (u. a. Schweizer 2012a; Voß 2018). Dabei gibt es zwei besondere Phasen: zum einen die embryonale Entwicklung sowie die Reifung nach der Geburt und – nach einer kindlichen Ruhephase – zum anderen die Entwicklung während der Pubertät (Hiort und Strowitzki 2024). In beiden Phasen können verschiedene Varianten der Geschlechtsentwicklung bzw. von Inter* sichtbar werden, müssen es aber nicht. Inter* kann auch „unentdeckt" bleiben (vgl. Tischoff 2020).

4.2.1 Pränatale Entwicklung

Die körperliche Geschlechtsentwicklung beginnt bereits unmittelbar nach der Befruchtung (vgl. Hiort und Strowitzki 2024; Voß 2018). Die meisten Menschen, aber nicht alle, haben zwei Gonosomen (Geschlechtschromosomen): XX oder XY. Auf dem Y-Chromosom befindet sich das SRY-Gen (Sex Determining Region of Y). Dieses Gen funktioniert gewissermaßen als „Startsignal" für die geschlechtliche

Entwicklung, denn ob dieses Gen anwesend oder abwesend ist, löst in einem frühen Entwicklungsstadium (etwa ab der sechsten Schwangerschaftswoche [SSW]) eine Kaskade aus, durch die sich die zunächst gleichartigen, geschlechtsneutralen Anlagen differenzieren (Abb. 4.1).

Liegt das SRY-Gen vor, entwickeln sich zumeist Hoden. Die Hoden bilden Sertoli-Zellen, die das Anti-Müller-Hormon abgeben, das bewirkt, dass sich die Anlagen für Uterus und Eileiter zurückbilden. Leydig-Zellen im Hoden produzieren Testosteron, das den Aufbau der männlichen inneren Geschlechtsorgane (Samenleiter, Nebenhoden) steuert. Für die Bildung von Testosteron ist das Enzym 17β-

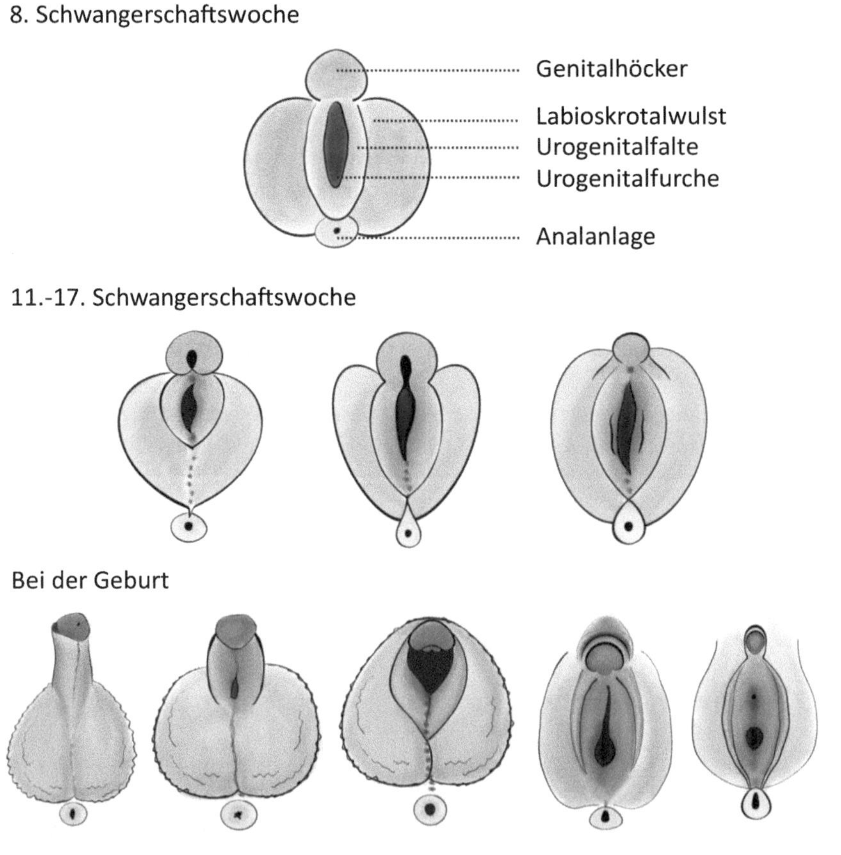

Abb. 4.1 Pränatale Differenzierung der äußeren Genitalien. (Abgebildet sind nur einige Varianten der Differenzierung.) (Anmerkungen: Nach Tischoff (2020, S. 103; erstellt von Felix Appiah).

Hydroxysteroid-Dehydrogenase wichtig, da es das Vorläuferhormon Androstendion in Testosteron umwandelt. Die Entwicklung der äußeren Geschlechtsmerkmale (z. B. Penis, Skrotum) wird durch die Umwandlung von Testosteron in Dihydrotestosteron durch das Enzym 5α-Reduktase unterstützt. Dihydrotestosteron wirkt stärker als Testosteron und fördert daher die „Vermännlichung" der äußeren Genitalien wesentlich. Sind diese Enzyme in geringem Maße oder gar nicht vorhanden, kann die Ausbildung der äußeren Geschlechtsmerkmale unterschiedlich verlaufen. So können Kinder mit XY-Chromosomen weibliche oder inter* Genitalien haben, obwohl Hoden und Testosteron vorhanden sind. Bei Androgenresistenz reagieren Gewebe trotz normaler oder erhöhter Testosteron- und Dihydrotestosteronspiegel nicht auf Androgene, weil die Androgenrezeptoren verändert sind.

Liegt kein SRY-Gen vor, entwickeln sich die geschlechtsneutralen Gonadenanlagen zumeist zu Ovarien. Die Ovarien produzieren bereits in der Fetalphase geringe Mengen Östrogen und Androgene, die für die Reifung des inneren Genitaltrakts sowie der äußeren Geschlechtsmerkmale wichtig sind. Anders als bei „männlicher" Entwicklung werden keine Hoden und somit keine Sertoli- und Leydig-Zellen ausgebildet. Dadurch wird kein Anti-Müller-Hormon ausgeschüttet, sodass die Müller-Gänge bestehen bleiben und sich zu Eileitern, Uterus und oberem Teil der Vagina formen. Die äußeren Genitalien entwickeln sich zu Klitoris, kleinen und großen Vulvalippen und dem Vaginalvorhof, gesteuert durch niedrige Androgenaktivität. Cortisol, das von der fetalen Nebenniere gebildet wird, hilft, die Produktion von Androgenen zu regulieren. Bei Personen mit sogenanntem adrenogenitalem Syndrom ist Cortisol reduziert, was dazu führt, dass mehr Androgene vorhanden sind, die wiederum zu einer Virilisierung (Ausprägung „vermännlichter" Eigenschaften) in unterschiedlichem Ausmaß führen können, wie beispielsweise eine Klitorishypertrophie.

4.2.2 Entwicklung in der Pubertät

Die Pubertät beginnt meist zwischen dem neunten und 14. Lebensjahr, variiert jedoch individuell (vgl. Hiort und Strowitzki 2024; Voß 2018). Sie wird durch die Aktivierung der Hypothalamus-Hypophysen-Gonaden-Achse eingeleitet: Der Hypothalamus beginnt, Gonadotropin-Releasing-Hormon auszuschütten. Dieses regt die Hypophyse an, luteinisierendes Hormon und follikelstimulierendes Hormon freizusetzen.

Bei Personen mit Hoden stimuliert das luteinisierende Hormon die Leydig-Zellen zur Bildung von Testosteron, das Muskelwachstum, Stimmbruch, Bartwuchs und Libido fördert – außer bei Personen mit sogenannter Androgenresistenz.

Das follikelstimulierende Hormon unterstützt die Spermatogenese. Bei Personen mit Ovarien bewirkt das follikelstimulierende Hormon die Follikelreifung, während das luteinisierende Hormon den Eisprung und die Progesteronbildung anregt. Östrogen führt zu Brustentwicklung, Wachstum des Uterus, Menstruation und einer Umverteilung des Körperfetts. Bei Gonadendysgenese – einer anderen Entwicklung der Gonaden (z. B. Stanggonaden) – kann die Pubertät verzögert sein oder ausbleiben. Die Hormonproduktion (Testosteron bzw. Östrogen) ist gering, was die Ausbildung sekundärer Geschlechtsmerkmale beeinflusst oder hemmt. Durch abweichende Entwicklungen von einer geschlechtlichen Norm kann es sein, dass Inter* erst in der Pubertät sichtbar wird, zum Beispiel bei einer sogenannten partiellen Androgenresistenz, wenn bei einer weiblich zugeordneten Person in der Pubertät Bartwuchs und Stimmbruch auftreten. Auch erst nach der Pubertät, zum Beispiel bei einem unerfüllten Kinderwunsch, kann Inter* bemerkbar werden (zur Fertilität s. Carre Lecoindre et al. 2025; Słowikowska-Hilczer et al. 2017).

Die Geschlechtsentwicklung ist kein starrer Ablauf, sondern ein Kontinuum biologischer Möglichkeiten, das durch Gene, Hormone und Enzyme geprägt wird. Inter* ist ein natürlicher Ausdruck dieser Vielfalt.

4.3 Geschlechtsnormierende Maßnahmen

Ist das Körpergeschlecht bei einer Person nach medizinischen Normen nicht eindeutig männlich oder weiblich, wurden und werden oft nicht notwendige geschlechtsnormierende Eingriffe[2] vorgenommen. Schweizer und Richter-Appelt (2012, S. 113) differenzieren vier Kategorien von Maßnahmen für inter* Personen: (1.) lebenserhaltende Maßnahmen, (2.) physische Funktionen erhaltende oder wiederherstellende Maßnahmen, (3.) geschlechtsanpassende Maßnahmen mit (a) sichtbaren/äußerlichen/anatomischen, (b) psychosozialen und (c) (hetero-)sexuelle Funktion ermöglichende Maßnahmen sowie (4.) umstrittene Maßnahmen (wie z. B. frühzeitige irreversibel körperverändernde chirurgische Eingriffe, Genitaloperationen). Sie resümieren, „dass nur wenige Maßnahmen als rein medizinisch im Sinne von lebenserhaltend oder physische Funktionen wiederherstellend betrachtet werden können" (Schweizer und Richter-Appelt 2012, S. 114) – und somit unnötig geschlechtsnormierend sind.

Unter dem heute als falsch angesehenen Konzept des Optimal Gender Paradigm, das im Wesentlichen auf Money (Money et al. 1955) zurückgeht, wurde da-

[2] Der Begriff „geschlechtsnormierend" bezieht sich auf die (weitestgehende) Herstellung einer körperlichen Norm von „männlich" oder „weiblich" (vgl. Tischoff 2020).

von ausgegangen, dass inter* Personen frühestmöglich durch medizinische und psychologische Maßnahmen ein eindeutiges Geschlecht zugewiesen werden sollte. Ziel von Money et al. (1955) war es, Diskriminierung, psychische Belastungen sowie Verunsicherungen hinsichtlich der Geschlechtsidentität und psychosexuellen Entwicklung von inter* Personen vorzubeugen. Basierend war die Vorstellung der damaligen Zeit, dass Erziehung und Sozialisation deutlich stärker wirken als biologische Faktoren – und Kinder somit zu einem Geschlecht erzogen werden können (vgl. Schweizer und Richter-Appelt 2012).

Money et al. (1955) empfahlen, bei inter* Neugeborenen und sehr jungen inter* Säuglingen Geschlecht in erster Linie nach dem Erscheinungsbild der äußeren Genitalien festzulegen – insbesondere danach, wie gut sich diese operativ so gestalten ließen, dass sie mit dem gewählten Geschlecht übereinstimmten. Bei älteren inter* Säuglingen, Kindern und Erwachsenen sollte dagegen vorrangig geprüft werden, in welchem Ausmaß sich bereits eine Geschlechtsidentität und -rolle im bisher zugewiesenen Geschlecht verfestigt hatte – und ein Wechsel sollte nur in seltenen, sorgfältig geprüften Ausnahmefällen zugunsten des Wohlbefindens erfolgen. Bei geschlechtsnormierenden Eingriffen an inter* Neugeborenen und Kindern wurden oft feminisierende Operationen vorgenommen, weil diese einfacher waren (u. a. Mouriquand et al. 2016; Schweizer und Richter-Appelt 2012). Es kann davon ausgegangen werden, dass inter* Personen in ca. 90 % der Fälle ein weibliches Geschlecht zugewiesen wurde (Voß 2012).

Voß (2012) resümiert auf Basis verschiedener Studien, dass die Zielsetzung von geschlechtsnormierenden Operationen oft nicht erreicht wird. So gibt es bei 30–40 % der inter* Personen Probleme und Schmerzen bei Ejakulationen und beim Wasserlassen nach maskulinisierenden Eingriffen. Feminisierende Eingriffe waren in 20–30 % der Fälle anatomisch und funktional nicht zufriedenstellend, zum Beispiel eine Verengung der Vagina. Komplikationen sind bei geschlechtsnormierenden Operationen also keine Seltenheit, wodurch wiederholte chirurgische Eingriffe notwendig werden. Ein Erfahrungsbericht beschreibt Folgendes: „Als ich nach der Vaginaloperation zu Hause Tag und Nacht diese Plastikprothese tragen musste, es schmerzte und manchmal blutete es, stakste ich vor meinem Vater, meiner Mutter und meinen Schwestern in der Wohnung herum und schämte mich so sehr. Es wussten ja alle, warum ich so komisch herumlaufe, aber es wurde nicht darüber geredet. Diese zur Schau gestellte Geschlechtlichkeit oder konstruierte Geschlechtlichkeit“ (Smilla, nach TransInterQueer 2016, S. 11).

Nach verschiedenen Berichten und Stellungnahmen (Intersex Shadowreport o. J.) können geschlechtsnormierende Eingriffe, die nicht lebensnotwendig oder Funktionen wiederherstellend oder aufrechterhaltend sind, schwere physische und psychische Leiden verursachen. Die Liste potenzieller Folgen ist lang: Verlust oder Beeinträchtigung der sexuellen Empfindungsfähigkeit, verminderte sexuelle Funktion, schmerzhafte Narbenbildung, schmerzhafter Geschlechtsverkehr, Inkontinenz, Probleme beim Wasserlassen (z. B. aufgrund einer Harnröhrenverengung nach der Operation), erhöhte sexuelle Ängste, Probleme mit dem Verlangen, verminderte sexuelle Aktivität, Unzufriedenheit mit den funktionellen und ästhetischen Ergebnissen, lebenslange Traumata und psychische Leiden, erhöhte Raten von selbstverletzendem Verhalten und Suizidneigung, Beeinträchtigung oder Verlust der Fortpflanzungsfähigkeit, lebenslange Abhängigkeit von täglichen Dosen künstlicher Hormone (Liste nach Truffer und Bauer 2021; vgl. Erginel et al. 2023; Harris und Chan 2019; Köhler et al. 2012; Krege et al. 2022; Meoded Danon 2015; Voß 2012). Andere Studien zeigten jedoch auch positive Resultate (bei feminisierenden Eingriffen, Bag et al. 2025; Harris und Chan 2019). Die Studien umfassen jedoch üblicherweise nur sehr kleine Fallzahlen, basieren auf retrospektiven Angaben ohne Langzeitdaten und haben stellenweise weitere methodische Probleme, die die Generalisierbarkeit erschweren – auch weil Varianten der Geschlechtsentwicklung so vielfältig sind.

Folgende ausgewählte Empfehlungen werden aktuell im Umgang mit inter* Kindern in der S2k-Leitlinie der Arbeitsgemeinschaft der Wissenschaftlichen Medizinischen Fachgesellschaften (Deutsche Gesellschaft für pädiatrische und adoleszente Endokrinologie und Diabetologie et al. 2025) beschrieben:

- „Bei vermuteter DSD soll neben einer strukturierten klinischen und sonografischen Charakterisierung des somatischen Phänotyps und neben einer ggf. bereits parallel veranlassten zytogenetischen Diagnostik (Chromosomenanalyse) und molekularen Diagnostik […] unmittelbar eine differenzierte hormonelle Diagnostik erfolgen.“ (S. 23)
- „Die Eltern/Sorgeberechtigten sollen in dem Gesamtprozess darin unterstützt werden, ihr Kind als einzigartiges Individuum zu akzeptieren und in diesem Bewusstsein in seinem Interesse zu handeln.“ (S. 34)
- „Mit zunehmender Einsichtsfähigkeit soll das Kind altersgemäß, retro- und prospektiv, über seine individuelle somatische/körperliche Situation durch das interdisziplinäre Team unter Beteiligung einer psychosozialen Fachkraft aufgeklärt werden und frühestmöglich in die Entscheidungsfindung einbezogen werden. Ein Kontakt zu einer Peergruppe bzw. spezielle Schulungsangebote, wie z. B. die Teilnahme an den modularen Schulungen von Empower-DSD, sollen angeboten werden.“ (S. 34)
- „Die Indikation für die Hormonersatztherapie mit Sexualhormonen soll geprüft werden, wenn die eigenen Gonaden keine oder ungenügend Hormone produzieren oder die Gonaden entfernt wurden.“ (S. 42)
- In den meisten Fällen sollen die Gonaden bis zur Volljährigkeit im Körper bleiben (Flowchart zum Management der Gonaden).

In Bezug auf die „chirurgische Therapie" gehen die S2k-Leitlinien vom Gesetz zum Schutz von Kindern mit Varianten der Geschlechtsentwicklung (BGBl. 2021 I Nr. 24 vom 21. Mai 2021) aus. Dies besagt, dass nur Eingriffe erfolgen dürfen, wenn diese die Gesundheit und das Leben gefährden. Reine Veränderungen des körperlichen Erscheinungsbilds bei nichteinwilligungsfähigen Kindern sind untersagt – auch wenn die Eltern dies verlangen. In diesem Fall bedarf es der Genehmigung durch das Familiengericht.

4.4 Eltern von inter* Kindern

Wenn das eigene Kind inter* ist, stellt dies bei Eltern (oft erstmalig) etablierte Vorstellungen von Geschlecht infrage, löst Unsicherheiten aus und erfordert eine Auseinandersetzung mit komplexen medizinischen, sozialen und rechtlichen Fragestellungen – und kann auch als Sinnkrise erlebt werden (vgl. Krämer 2023). Die empirischen Befunde zu Eltern sind rar, basieren auf qualitativen Studien mit sehr kleinen Stichproben (z. B. Horowitz et al. 2025) oder es gibt Einzelfallberichte der Eltern selbst.

Krämer (2023) beschreibt den initialen Emanzipationsprozess der Eltern wie folgt: Das Thema Inter* wird für Eltern meist erstmals im Gespräch mit Ärzt*innen relevant, wobei der Fokus oft auf dem Körper, Folgen und möglichen medizinischen Maßnahmen liegt. Vor und kurz nach der „Diagnosestellung" fehlt den Eltern meist jegliche Vorstellung von Inter*. Wenn den Eltern klar wird, dass keine unmittelbare Gesundheitsgefährdungen beim Kind (mehr) vorliegen, treten vor allem alltagspraktische Fragen in den Vordergrund, etwa zur Erziehung, zum Umgang mit Dritten oder zur Gestaltung des Lebenswegs ihres Kindes. Die Unsicherheit entsteht daraus, dass weder medizinisches noch alltägliches Wissen klare Handlungsstrategien bietet. Häufig beginnen Eltern, sich aktiv mit dem Thema auseinanderzusetzen, eigene Informationen zu recherchieren und den Austausch mit Selbsthilfegruppen zu suchen. Dabei wird erstmals eigenes Wissen angeeignet und teilweise den Empfehlungen oder normativen Vorstellungen der Medizin widersprochen. Dieser Prozess markiert einen ersten Schritt der Emanzipation, der nicht unmittelbar auf die Mitteilung der Geschlechtlichkeit des Kindes folgt, sondern erst durch die Einsicht in die eigene Verantwortung und das Scheitern vorgegebener Handlungsstrategien ausgelöst wird. Der von Krämer (2023) benannte Emanzipationsprozess verläuft jedoch nicht reibungslos, es wird eine kritische Reflexionsbereitschaft vorausgesetzt – und Angst sowie Sorge um das eigene Kind begleiten den Prozess.

Eltern berichteten (Krämer 2023), dass die Sensibilität von medizinischem Personal bei der Betreuung von inter* Kindern durch zahlreiche Faktoren eingeschränkt wurde, darunter pathologisierende Sprache und die Anwendung binärer Geschlechterrahmen sowie fehlende Begleitung im Umgang mit dem Thema Inter*. Gesellschaftliche Normen verstärkten diese Barrieren und führten häufig zu nicht einvernehmlichen medizinischen Eingriffen. Gesundheitsfachkräfte fokussierten oft nur das Kind als „Patient*in", nahmen aber nicht die ganze Familie als System in den Blick, obwohl dies negative Folgen für die kindliche Versorgung haben könnte.

In einer nordamerikanischen, qualitativen Studie von Horowitz et al. (2025) zeigte sich, dass Eltern sich wünschten, dass Gesundheitsfachkräfte Inter* normalisieren, umfassend über mögliche Variationen informieren und stereotype Geschlechterannahmen hinterfragen. Dabei spielt nach den Aussagen der Proband*innen die fachliche Weiterbildung des Personals eine zentrale Rolle, ebenso wie ein traumasensibler Ansatz, der die bisherigen Erfahrungen und potenziellen Belastungen der Familie berücksichtigt. Transparenz über das eigene Wissen, bestehende Grenzen und mögliche medizinische Risiken tragen dazu bei, Vertrauen zwischen Fachkräften und Familien aufzubauen. Übermäßige oder unreflektierte direkte medizinische Empfehlungen können hingegen schädlich sein. Wünschenswert ist es, wenn Eltern verlässliche Informationen bekommen und Zugang zu psychosozialer Betreuung (s. auch Holmes et al. 2025) sowie zu Unterstützungsnetzwerken erhalten.

4.5 Handlungsempfehlungen im Kontext vom Körpergeschlecht bei Kindern

Die Geburt kann wegen der Vielzahl der tiefgreifenden Veränderungen biologischer, psychischer und sozialer Natur als ein wesentlicher Augenblick und „lebensverändernder Moment" (Deutsche Gesellschaft für Gynäkologie und Geburtshilfe & Deutsche Gesellschaft für Hebammenwissenschaft 2020) verstanden werden: Sowohl die Geburt als auch die Elternschaft können als eine Lebenskrise erlebt werden, die im speziellen Kontext unerwarteter, zusätzlicher Herausforderungen – wie zum Beispiel die Geburt eines inter* Kindes – eine empathische oder auch traumasensible Hebammenbetreuung unabdingbar machen (Nolan 2001; Schwenger-Fink 2023b).

Im Folgenden werden zwei fiktive Fallbeispiele im Kontext der Geburt des inter* Kindes Elif skizziert: Zunächst erfolgt die Darstellung des Geschehens als Negativ-, dann als Positiv-Beispiel. Die unterschiedlichen Handlungs- und Verhaltensweisen der beschriebenen Fachkräfte sind tabellarisch nach Clustern gegenübergestellt, um diversitätssensible Hebammenarbeit konkret darzustellen (Tab. 4.2). Hierbei gilt es zu berücksichtigen, dass es sich um komplexe Fallschilderungen mit zum Teil vielschichtigen und/oder intersektionalen Merkmalen handelt, die auch anderen oder weiteren Clustern zugeordnet werden könnten – ein Anspruch auf Vollständigkeit obliegt daher nicht. Primär steht das exemplarische Fallverstehen im Vordergrund.

4.5.1 Fallbeispiele „Elif"

Negativ-Beispiel

In einer Level-1-Klinik wird ein reifes Neugeborenes nach komplikationslosem Spontanpartus in der 39. SSW geboren. Die Eltern, Sophie und Lukas, wirken erschöpft, aber glücklich über die Geburt ihres ersten Kindes – Elif. Bei der U1 zeigt sich der Hebamme ein „uneindeutig" geschlechtliches Erscheinungsbild: Es ist körperlich weder klar als „männlich" noch als „weiblich" einzuordnen. Der Befund zeigt eine vergrößerte Klitoris bzw. einen kleinen Penis sowie eine nicht eindeutig erkennbare Harnröhrenöffnung. Die Hebamme informiert Sophie und Lukas kurz, dass ein Kinderarzt auf das Genitale wegen einer Abweichung schauen müsse: „Man kann nicht klar feststellen, ob es ein Junge oder ein Mädchen ist." Die Eltern reagieren irritiert und besorgt. Sie hatten sich, wie die meisten werdenden Eltern, auf den Befund der Routine-Ultraschalluntersuchungen verlassen und ein Mädchen erwartet: Es war auch immer die Rede von „normaler Geschlechtsentwicklung".

Die Hebamme ist selbst völlig unsicher und besorgt: Da das Kind rosig, vital und gut adaptiert ist und sich die Mutter ebenso in einem physisch stabilen Zustand befindet, beschließt sie, Sophie und Lukas etwas Zeit zum Beruhigen zu geben. Aus Unsicherheit vermeidet die Hebamme den direkten Kontakt zu den Eltern und Elif. Gemeinsam mit der eintreffenden Kinderärztin betritt sie einige Zeit später wieder den Kreißsaal. Sowohl die Eltern als auch das Kind sind unruhig und wirken angespannt. Aufgelöst und unter Tränen erfragt Sophie, wie nun das weitere Vorgehen mit Elif sei, ob es nun entweder ein Junge oder ein Mädchen ist und was sich gegebenenfalls noch alles auffällig darstellt. Die Ausführungen und einige aufgeschnappte medizinische Begriffe, zum Beispiel Klitorishypertrophie, beunruhigen die unerfahrenen Eltern noch mehr: Viel Zeit zum Fragenstellen bleibt nicht, da an diesem Tag im Kreißsaal viel los ist.

Die Hebamme unterstützt auf Bitten von Sophie das erste Anlegen des Kindes, was aufgrund seiner Unruhe nicht gelingt. Schließlich schläft Elif erschöpft im Arm der immer noch aufgelösten Mutter ein. Die Hebamme dokumentiert noch schnell die wichtigsten Daten und übergibt die Mutter und ihr Kind an die Kolleg*innen der Wochenbettstation – mit dem Hinweis, dass sich die Pädiater*innen in der nächsten halben Stunde zur weiteren Diagnostik melden werden.

Positiv-Beispiel

In einer Level-1-Geburtsklinik wird nach einem komplikationslosen Spontanpartus in der 39. SSW ein vitales, reifes Neugeborenes geboren. Die Eltern, Sophie und Lukas, sind erschöpft, zugleich erleichtert und froh über die Geburt ihres ersten Kindes, das sie Elif nennen wollen. Während der unmittelbar postpartal auf dem Bauch der Mutter durchgeführten U1 fällt der Hebamme auf, dass die äußeren Genitalien eine klare Zuweisung zu männlich oder weiblich nicht zulassen: Sichtbar sind eine vergrößerte Klitoris bzw. ein kleiner Penis sowie eine unklare Lokalisation der Harnröhrenöffnung. Die Hebamme erläutert ihre Beobachtung ruhig, empathisch und für die Eltern verständlich. Sophie und Lukas reagieren zunächst mit Sorge und Verunsicherung, weil in den Ultraschalluntersuchungen keinerlei Hinweise auf mögliche Varianten der Geschlechtsentwicklung erkennbar waren. Da es Elif und den Eltern gut geht und die diensthabende Kinderärztin bereits informiert wurde, nimmt sich die Hebamme, obwohl im Kreißsaal heute viel zu tun ist, Zeit für diese wichtige erste Begleitung. Sie hilft Sophie zunächst, das Neugeborene im direkten Hautkontakt in Ruhe anzulegen. Das Stillen gelingt auf Anhieb problemlos. Die Nähe zum Kind und der Stillerfolg führen zu einer spürbaren Entspannung der Eltern.

Nachdem Elif zufrieden im Arm von Sophie eingeschlafen ist, erklärt die Hebamme in Anlehnung an ihr Wissen aus der von ihr besuchten Fortbildung „Regenbogenfamilien“, dass das Geschlecht vielfältige Dimensionen umfasst und dass Varianten der Geschlechtsentwicklung relativ häufig vorkommen. In den meisten Fällen seien sie nicht mit akuten gesundheitlichen Risiken verbunden. Die Kinderärztin, die inzwischen eingetroffen ist, bestätigt dies und empfiehlt eine weiterführende interdisziplinäre Diagnostik, um Elif bestmöglich versorgen zu können. Sie beschreibt das diagnostische Vorgehen des Teams, betont die umfassende Informationspflicht der Fachkräfte und versichert, dass Sophie und Lukas bei allen Untersuchungen anwesend sein sowie jederzeit Fragen stellen können. Zudem erklärt sie ausführlich, dass alle weiteren Schritte zu einem späteren Zeitpunkt stattfinden können, da Elif offensichtlich gesund ist und akut keine medizinischen Maßnahmen notwendig sind.

Da sich die Eltern trotz verbleibender Sorge sowohl physisch als auch psychisch in einem stabilen Zustand befinden, wird die Familie in ein Familienzimmer auf die Wochenbettstation verlegt. Die Hebamme sichert – aufgrund freier Kapazitäten – die Wochenbettbetreuung sowie Unterstützung über ihr Netzwerk zu, darunter Kontakte zu einem regionalen queeren Familienzentrum mit Angeboten qualifizierter Peerberatung und unterschiedlicher Selbsthilfegruppen. Bei der Übergabe von Mutter und Kind an die Kolleg*innen der Wochenbettstation berichtet sie neben den geburts- und verlegungsrelevanten Daten, dass sich die Eltern bewusst noch Zeit für die endgültige Vornamenswahl nehmen möchten.

Tab. 4.2 Analyse einer queersensiblen Betreuung am Fallbeispiel „Elif“

Cluster	Negativ-Beispiel	Positiv-Beispiel
Professionelles Handeln im Umgang mit der Situation		
Eltern-Kind-Beziehung und emotionale Stabilisierung	• Ort der Durchführung der U1 und Einbezug der Mutter bzw. Eltern unklar (Bonding fraglich) • Durchführung Stillhilfe auf Nachfrage der Mutter	• Durchführung der U1 auf dem Bauch der Mutter; Einbezug der Mutter bzw. Eltern gegeben (Bonding) • Initiative der Hebamme: Förderung des direkten Hautkontakts, Stillhilfe
Anerkennung geschlechtlicher Vielfalt	• Verunsicherung durch Vermittlung einer binären Geschlechtsvorstellung • Vermittlung der Assoziation von abnormaler Geschlechtsentwicklung	• Bestärkende Erklärung durch Hebamme: Geschlecht umfasst vielfältige Dimensionen • Vermittlung eines neutralen Verständnisses bezüglich Varianten der Geschlechtsentwicklung
Beratung und Vermittlung von Fachwissen	• Unprofessionelle Aufklärung: Diagnosenotwendigkeit aufgrund möglicher gesundheitlicher Beeinträchtigungen (in Verbindung zu uneindeutigem geschlechtlichen Befund) • Verwendung angsterzeugender Fachbegriffe, z. B. Klitorishypertrophie • Druck- und Stressaufbau: Pädiater*innen finden sich in Kürze zur weiteren Diagnostik ein	• Professionelle Aufklärung: keine Verbindung von Geschlechtsvarianten und gesundheitlichen Risiken in den meisten Fällen • Gestaltung einer angemessenen, verständlichen Erklärung des Befunds • Schaffung von Transparenz und Sicherheit durch Kinderärztin: Information zu Ablauf weiterer Diagnostik ohne Zeitdruck
Aufbau einer Hebammen-Klient*innen-Beziehung	• Aufbau der Vertrauensbeziehung gestört durch unsicheres, vermeidendes und besorgtes Auftreten der Hebamme	• Schaffung einer Vertrauensbasis durch beruhigendes, empathisches Auftreten der Hebamme
Rahmenbedingungen als Einflüsse auf die Beziehungsgestaltung		
Rechtliche Rahmenbedingungen	• Verwendung von pathologisierenden Begriffen, die keinen Bezug zum Gesetz zum Schutz von Kindern mit Varianten der Geschlechtsentwicklung reflektieren	• Kinderärztliche Aufklärung, die rechtliche Rahmenbedingungen widerspiegelt (weiterführende interdisziplinäre Diagnostik, um das Kind bestmöglich versorgen zu können)
Strukturelle Barrieren im Gesundheitswesen	• Vermeintlich fehlendes Aus-, Fort- und Weiterbildungswissen: Hebamme ist aufgrund dessen unsicher und besorgt • Ressourcenknappheit: kaum Zeit zum Fragenstellen wegen hohen Arbeitsaufkommens	• Vorhandenes Fortbildungswissen „Regenbogenfamilien“: Hebamme klärt auf, informiert fachlich, vermittelt dadurch Sicherheit • Trotz Ressourcenknappheit nimmt sich Hebamme Zeit für die Betreuung der Eltern

(Fortsetzung)

Tab. 4.2 (Fortsetzung)

Cluster	Negativ-Beispiel	Positiv-Beispiel
Heteronormativität	• Keine Reflexion automatischer Geschlechtszuweisung durch Gynäkologin, Kinderärztin und Hebamme: Vermittlung einer binären Geschlechtsvorstellung (Junge oder Mädchen)	• Ausdruck einer kritischen Reflexion automatischer Geschlechtszuweisung: Eltern wird Zeit für die endgültige Vornamenswahl eingeräumt
Aspekte einer diversitätssensiblen Betreuung		
Fokus auf geschlechtsinklusive Sprache und Gesprächsmodelle	• Kinderärztin und Hebamme verwenden keine geschlechtsinklusive Sprache (Junge oder Mädchen, Übergabe von Mutter und Tochter an die Wochenbettstation) • Keine Berücksichtigung eines traumasensiblen Gesprächsansatzes: Eltern haben keine Gelegenheit, Fragen in Ruhe zu stellen, fühlen sich unsicher und aufgewühlt	• Kinderärztin und Hebamme kommunizieren geschlechtsinklusiv (Baby, Kind, Übergabe von Mutter und Kind an die Wochenbettstation) • Berücksichtigung eines traumasensiblen Gesprächsansatzes: Hebamme nimmt sich Zeit zum Zuhören, schafft sicheren Raum, Eltern sind psychisch stabil
Psychosoziale Unterstützung und Empowerment	• Rückzug der Hebamme aufgrund eigener Unsicherheit, kein Unterstützungsangebot in krisenhafter Situation • Ohnmachtsgefühle der Eltern: Stillen erfolglos, Familie ist unruhig und angespannt • Keine Bestärkung für Aufbau familiärer Strukturen: Angebot Familienzimmer auf Wochenbettstation nicht gegeben bzw. fraglich	• Hebamme leistet emotionale Erste Hilfe zur Stabilisierung: Fokus wird auf das Kind gerichtet und nicht auf das Genitale, Unterstützung zum Anlegen des Kindes, Förderung des Hautkontakts, Bonding • Empowerment der Eltern: Hautkontakt und Stillerfolg führen zur spürbaren Entspannung der Familie • Stärkung des Aufbaus familiärer Strukturen: Familienzimmer auf Wochenbettstation steht zur Verfügung
Interprofessionelle Vernetzung	• Keine direkten Angebote einer interdisziplinären und multiprofessionellen Betreuung bzw. Vernetzung, sondern vorgeschriebene Weitervermittlung	• Kinderärztliche Aufklärung der Eltern zu Angebot einer interdisziplinären Diagnostik • Angebot der Hebamme zur Kontaktvermittlung zu queerem Familienzentrum, qualifizierter Peerberatung und Selbsthilfegruppen

4.5.2 Handlungsempfehlungen

Professionelles Handeln von Gesundheitsfachkräften im Kontext geschlechtlicher Vielfalt von Kindern bedeutet zunächst, die besonderen situativen Bedarfe und Bedürfnisse der Eltern und Familien wahrzunehmen und in Folge ganzheitlich darauf einzugehen. Die professionelle hebammenwissenschaftliche Grundhaltung orientiert sich dabei an Diversitätssensibilität, Inklusion und Antidiskriminierung. Varianten der Geschlechtsentwicklung werden als natürliche Formen biologischer Vielfalt verstanden (Lee et al. 2016). Die Hebamme sollte den Eltern vermitteln, dass inter* bzw. unterschiedliche Ausprägungen der Geschlechtsentwicklung keine Pathologie darstellen, sondern Teil menschlicher Variationsbreite sind.

Nach Thöle und Schwenger-Fink (2025) erfordern insbesondere Situationen, die als krisenhaft erlebt werden (können), eine empathische und individualisierte Unterstützung durch Fachkräfte. Eine erste wichtige emotionale Unterstützung mit potenziell stabilisierender Wirkung besteht darin, den Eltern vor der Mitteilung zur Geschlechtlichkeit des Kindes und vor weiteren Aufklärungsgesprächen den Kontakt zu ihrem Kind zu ermöglichen – sofern keine medizinischen Kontraindikationen bestehen. Es ist ihnen dadurch möglich, ihr Kind als individuelles, einzigartiges Wesen kennenzulernen. Allgemein gilt es, das Bonding zu fördern, um die Eltern-Kind-Beziehung zu stärken. So verlieren Befunde und Diagnosen durch die bereits geschaffene Bindung und Zusammengehörigkeit etwas von ihrer Bedrohlichkeit (vgl. Wendeler 1996).

Kessler und McKenna (1985) betonen die Notwendigkeit einer wertschätzenden, nichtstigmatisierenden Sprache, um psychosozialen Belastungen professionell vorzubeugen (vgl. Thöle und Schwenger-Fink 2025). Geschlechtlichkeit ist als ein komplexes Zusammenspiel verschiedener Faktoren zu verstehen (➔ Kap. 1) und die Hebamme sollte dies transparent machen, sodass Eltern nicht von binären Vorstellungen verunsichert und in Folge zu einer vorschnellen Geschlechtszuweisung gedrängt werden – ein Risiko, das laut ethnologischen und medizinanthropologischen Studien häufig auftritt (Davis 2015). Eine solche diversitätssensible und respektvolle Kommunikation vermag zudem, den Aufbau einer stabilen Vertrauensbeziehung zwischen Hebamme und Familie zu vermitteln und zu stärken. Bindungs- und beziehungsorientierte Modelle (z. B. der personzentrierte Ansatz nach Rogers 2007) betonen Kongruenz, Empathie und bedingungslose Wertschätzung (➔ Kap. 3). Letztere sind für Familien in herausfordernden Situationen von großer Bedeutung: So wünschen sich Eltern fachlich und sprachlich sensible Bezeichnungen kommunizierter Nachrichten und „Diagnosen", mit Bedacht gewählte Worte. Auch die Vermittlung realistischer mutmachender Zukunftsaussichten ist befragten Eltern besonders wichtig: kein Mitleid und keine Betroffenheit seitens der Fachkräfte, stattdessen aber Hoffnung und wertungsfreie Aufklärungen, Bestärkung und Stabilisierung (Thöle und Schwenger-Fink 2025).

Nach Jürgensen et al. (2010) kann eine stabile Hebammen-Klient*innen-Beziehung helfen, Emotionen zu regulieren, Vertrauen in die eigene elterliche Kompetenz aufzubauen und ambivalente Gefühle einzuordnen. Ambivalente Gefühlslagen können besonders im Kontext des Erlebens einer Differenz zum erwarteten binären Geschlecht ihres Kindes auftreten, was mit Verunsicherung und Schuldgefühlen einhergehen kann. Das Gefühls- und Gedankenchaos kann in einer Vertrauensbeziehung zwischen Hebamme und Eltern aufgefangen und professionell gestützt bearbeitet werden (Thöle und Schwenger-Fink 2025). Hierdurch wird die Basis zur Bewältigung der Herausforderung geschaffen: In Anlehnung an vorhandene Ressourcen können schließlich gemeinsam Perspektiven für das individuelle Familiensystem entwickelt werden.

Da Familien mit inter* Kindern häufig diskriminierende Erfahrungen im Gesundheitswesen und im sozialen Umfeld machen (Carpenter 2016), können Fachkräfte die Eltern perspektivisch auf mögliche Diskriminierungen und Mikroaggressionen vorbereiten, institutionelle Schutzmechanismen erläutern (z. B. Beschwerdestellen nennen) oder frühzeitig Anlaufstellen (z. B. queersensible Familienbildungsstätten, qualifizierte Peerberatung, Selbsthilfegruppen) vermitteln (Deutsche Gesellschaft für pädiatrische und adoleszente Endokrinologie und Diabetologie et al. 2025). In Anlehnung an Meyer (2003) sowie Testa et al. (2015) kann eine solche begleitende Unterstützung als protektiver Faktor gegen psychosoziale Belastungen identifiziert werden und einen Beitrag zur Resilienzförderung leisten. Auch der Bezug auf rechtliche Rahmenbedingungen kann Eltern (und Fachkräfte gleichermaßen) perspektivisch auf ihrem Weg bestärken, indem Orientierung für Entscheidungsprozesse und Schutz vor übergriffigen Interventionen geboten wird, zum Beispiel das Gesetz zum Schutz von Kindern mit Varianten der Geschlechtsentwicklung, Patientenrechtegesetz oder das Hebammengesetz, die Hebammen auf eine diskriminierungsfreie Versorgung verpflichten.

Inter*spezifische Ungleichheiten und diskriminierende Behandlungen sind allerdings (trotz rechtlicher Rahmenbedingungen) speziell im Gesundheitswesen kein seltenes Phänomen – und können zum Beispiel auch durch eine Überlastung der Fachkräfte bedingt sein. So sind Hebammen aktuell unter anderem durch den demografischen Wandel, Ressourcenknappheit (z. B. Fachkräftemangel, Zeitdruck) und berufspolitische Entwicklungen (z. B. geringe monetäre Anerkennung) belastet (Schwenger-Fink 2017). Auch mangelnde (interdisziplinäre) Aus-, Fort- und Weiterbildungsbildungsangebote sowie in Folge fehlende Expertise zu Varianten der Geschlechtsentwicklung können diskriminierendem Verhalten Vorschub leisten. Zur Vorbeugung und Sicherstellung einer adäquaten interdisziplinären Versorgung ist die Aus- und Fortbildung des medizinischen Personals alternativlos empfohlen (Deutscher Ethikrat 2012).

Abhilfe könnte zudem über die verbindliche Einführung diversitätssensibler Dokumentationssysteme (geschlechtsinklusive Sprache, offene Geschlechtskategorien, keine blauen und rosafarbenen Namensbändchen) und institutioneller Betreuungskonzepte geschaffen werden. Letztere sollten insbesondere die besondere Vulnerabilität der Personengruppe aufgreifen: So befinden sich (werdende) Eltern mit der Geburt ihres Kindes aufgrund der vielfältigen Veränderungen grundsätzlich in einem Moratorium, das einer psychischen Krise gleichen kann. Summieren sich die Anforderungen in Form zusätzlicher, unerwarteter Herausforderungen wie zum Beispiel Inter* bei einem Kind, kann die Situation als traumatisierend erlebt werden. Aus den Empfehlungen für eine traumasensible Begleitung (Deutscher Hebammenverband 2012) kann abgeleitet werden, dass

- die als belastend erlebte Situation behutsam angesprochen und nicht umgangen,
- dass ohne Zeitdruck und unter Einbezug aller Beteiligten kommuniziert,
- dass mit den Eltern, nicht über sie, gesprochen,
- dass eine respektvolle und achtsame Sprache verwendet und
- dass ein Höchstmaß an Informationen gegeben werden soll, um das Gefühl der Kontrollmöglichkeit und inneren Sicherheit zu vermitteln.

Im Sinne eines Empowerments und einer psychosozialen Unterstützung betonen Thöle und Schwenger-Fink (2025) im Kontext einer Diagnosemitteilung in einer vulnerablen Lebensphase verschiedene Notwendigkeiten. Diese lassen sich auch auf die Übermittlung von unerwarteten Nachrichten wie die Mitteilung, dass ein Kind inter* ist, übertragen:

1. In Bezug auf „Perspektiven und Ausblick“:
   - Einfühlende und empathische Kommunikation
   - Aufzeigen von Perspektiven
   - Vermeidung der Skizzierung defizitorientierter Lebensentwürfe
   - Berücksichtigung individueller Bedarfe und Bedürfnisse
   - Ressourcenorientierte und familienzentrierte Begleitung
2. In Bezug auf „(Fach-)Sprache“:
   - Verwendung sensibler, neutraler und entstigmatisierender Bezeichnungen
   - Ehrliche und offene Kommunikation
3. In Bezug auf „(Fach-)Informationen“:
   - Strukturierung von Gesprächen für ein besseres Verständnis
   - Führen von Gesprächen im interdisziplinären und multiprofessionellen Rahmen

- Beleuchtung von Fragen aus unterschiedlichen Perspektiven
- Eingehen auf die Fragen der Familien
- Zurverfügungstellung von begleitendem aktuellem Informationsmaterial (z. B. Broschüren)

4. In Bezug auf „Organisatorisches und Rahmenbedingungen“:
   - Ermöglichung eines geschützten, ruhigen Raums und von Zeit zum Erfassen der unerwarteten Nachricht
   - Führen von Gesprächen ohne Zeitdruck
   - Einbeziehen aller relevanten Elternteile bzw. Bezugspersonen
5. In Bezug auf „Subjektivität und Vorurteile“:
   - Vermeiden von Mitleid, aber mitfühlend bestärken
   - Vermeidung subjektiver (Be-)Wertungen
   - Begegnung auf Augenhöhe
6. In Bezug auf „Wahrnehmung und Gefühle“:
   - Zurverfügungstellung von Kontaktadressen
   - Unterstützung beim Aufbau eines Netzwerks
   - Vermittlung des Eindrucks, gesehen zu werden und nicht allein zu sein

Durch ein interdisziplinäres und multiprofessionelles Netzwerk aus beispielsweise Pädiater*innen, Endokrinolog*innen, psychosozial Beratenden, Hebammen, Sozialarbeiter*innen und Peers können schließlich Empowerment, Selbstwirksamkeit, Autonomie und Handlungskompetenz ganzheitlich gestärkt werden. Der Hebamme kann dabei eine koordinierende Rolle zukommen: Sie informiert über regionale Anlaufstellen und unterstützt die Familie im Navigieren des Systems.

Somit kann festgehalten werden, dass vulnerable Lebenssituationen wie die Geburt eines Kindes einer empowernden sowie diversitätssensiblen Begleitung durch Hebammen bedürfen: Dies gilt insbesondere für Situationen, die durch unerwartete Herausforderungen wie zum Beispiel Inter* bei einem Kind begleitet werden. Hebammen können Familien mit empathischem Zuhören ohne Zeitdruck und in geschützter Atmosphäre sowie mittels aktueller Fachinformationen und geschlechtsinklusiver, positiver Wortwahl unterstützen. Hilfestellung beim Bonding, Stillen bzw. Ernähren des Kindes, Neugeborenen-Handling, Aufbau eines Netzwerks rund um die Bedarfe und Bedürfnisse der Familie sowie eine professionelle Beratung, die sich an den persönlichen Stärken und Ressourcen orientiert, sind im Sinne einer professionellen Betreuung unabdingbar (Thöle und Schwenger-Fink 2025). Besonders hilfreich können Angebote von Peers sein, zum Beispiel bei der Beratung (vgl. Tillmanns 2015).

4.6 Zusammenfassung und Reflexion

4.6.1 Zusammenfassung

Körpergeschlecht entsteht aus einem Zusammenspiel von Chromosomen, Hormonen, Gonaden, Genitalien und sekundären Geschlechtsmerkmalen – ein komplexes Kontinuum, das weit über zweigeschlechtliche Vorstellungen hinausgeht. Varianten der Geschlechtsentwicklung können in allen Dimensionen auftreten und sind in der überwiegenden Mehrzahl nicht akut behandlungsbedürftig. Nur wenige Situationen wie ein Salzverlust beim adrenogenitalen Syndrom stellen echte medizinische Notfälle dar. Die pränatale Entwicklung hängt maßgeblich vom Vorhandensein oder Fehlen des SRY-Gens sowie der Funktion verschiedener Enzyme ab, was zu vielfältigen körperlichen Ausprägungen führen kann. Auch später kann Inter* sichtbar werden, wenn zum Beispiel hormonelle Prozesse sich anders entfalten als erwartet. Zudem kann es sein, dass Inter* bei einer Person nie bemerkt wird. Körpergeschlecht ist damit kein statischer Zustand, sondern ein dynamischer, lebenslanger Entwicklungsprozess, der sich individuell unterschiedlich vollzieht und nicht zwangsläufig eindeutig kategorisieren lässt.

Über Jahrzehnte dominierten geschlechtsnormierende Eingriffe, die an nicht einwilligungsfähigen Kindern durchgeführt wurden, oft mit dem Ziel einer „eindeutigen" Zuordnung. Viele Betroffene berichten jedoch von langfristigen körperlichen und psychischen Folgen. Dazu zählen unter anderem Schmerzen, Funktionseinschränkungen, Beeinträchtigungen der sexuellen Empfindungsfähigkeit sowie psychische Belastungen bis hin zu Traumatisierungen. Das heutige Verständnis betont Selbstbestimmung, Zurückhaltung bei Eingriffen und psychosoziale Unterstützung. Gesetzlich sind ästhetische oder nicht notwendige Operationen ohne Zustimmung verboten. Aktuelle Leitlinien empfehlen eine differenzierte Diagnostik, sensible Kommunikation, Einbindung interdisziplinärer Teams und Peers sowie die altersangemessene Beteiligung der Kinder.

Eltern von inter* Kindern sind häufig verunsichert, da vertraute Vorstellungen von Geschlecht infrage stehen. Sie wünschen sich transparente Informationen, Entpathologisierung und fachlich gut ausgebildete, empathische Gesundheitsfachkräfte. Besonders bedeutsam sind dabei Zeit für Orientierung, die Möglichkeit, Fragen zu stellen, sowie eine Sprache, die nicht stigmatisiert oder normativ einengt. Gleichzeitig zeigt sich, dass Unsicherheiten im Gesundheitssystem, binäre Normen und mangelnde Kenntnisse die Versorgung erschweren. Eine professionelle und empowernde Begleitung kann entscheidend dazu beitragen, Familien zu stärken und inter* Kindern einen selbstbestimmten Entwicklungsweg zu ermöglichen. Damit leistet sie einen wichtigen Beitrag zu einer diskriminierungsfreien, ressourcenorientierten und kindzentrierten Versorgung.

4.6.2 Reflexionsfragen

Zur eigenen Person:

1. Welche Vorstellungen von „typischem“ Körpergeschlecht trage ich selbst in mir – und woher stammen sie?
2. Wo habe ich mit inter* Personen zu tun (gehabt)?

Zur Gesellschaft:

3. Wie wirken kulturelle und gesellschaftliche Normen darüber, wie ein Körper „aussehen soll“, auf den Umgang mit inter* Kindern ein?
4. Welche Strukturen fördern weiterhin geschlechtsnormierende Eingriffe, obwohl sich das Wissen verändert hat?

Zum Hebammenberuf:

5. Wie wird von Hebammen über Inter* gesprochen?
6. Wie kann eine Hebamme den Emanzipationsprozess der Eltern von inter* Kindern anstoßen und begleiten?

Vielfalt elterlicher Geschlechtsidentität

5

Inhaltsverzeichnis

Die Geschlechtsidentität eines Individuums kann sich auf unterschiedliche Weise entwickeln und umfasst weit mehr als die klassischen Vorstellungen von „Frau“ und „Mann“. Dieses Kapitel führt in die Vielfalt von Geschlechtsidentitäten ein und zeigt, welche Bedeutung sie für Schwangerschaft, Geburt und frühe Elternschaft haben kann. Es beschreibt grundlegende Konzepte und Begriffe, erläutert typische Entwicklungsverläufe und macht deutlich, dass Identität biografisch geprägt ist und sich im Laufe des Lebens verändern oder differenzieren kann. Dabei geht das Kapitel auf Erfahrungen von trans* und nonbinären Eltern ein und zeigt, welche Fragen, Bedürfnisse und Herausforderungen in der Versorgung auftreten können. Zugleich wird dargestellt, wie gesellschaftliche Erwartungen, Normen

M. Hackbart, C. Schwenger-Fink, *Geschlechtliche Vielfalt in der Hebammenarbeit*, https://doi.org/10.1007/978-3-662-73602-9_5

und strukturelle Bedingungen das Erleben von Elternschaft beeinflussen. Fiktive Negativ- und Positiv-Fallbeispiele verdeutlichen trans*sensible Hebammenarbeit und führen den Fokus auf eine respektvolle, klare und zugewandte Kommunikation. Das Kapitel bietet damit eine Einführung in die Vielfalt elterlicher Geschlechtsidentitäten und unterstützt Hebammen darin, unterschiedliche Familienkonstellationen sicher und wertschätzend zu begleiten.

5.1 Die Vielfalt der Geschlechtsidentität

Die Geschlechtsidentität als zentrales Kriterium zur Beschreibung der Geschlechtlichkeit einer Person ist komplex und vielschichtig. Neben Cis, Trans* und Nonbinarität (➔ Kap. 1) gibt es eine Reihe weiterer Beschreibungen für spezifische Geschlechtsidentitäten, die jedoch nicht zwingend einer einheitlichen Definition folgen und Überschneidungen besitzen (Tab. 5.1; vgl. Hackbart 2020, 2021).

Tab. 5.1 Ausgewählte Begriffe zur Beschreibung von Geschlechtsidentität

Abinär	Geschlechtsidentität bei Personen, die sich weder eindeutig als Mann noch als Frau identifizieren, sondern als beides, dazwischen oder als keines von beidem (= nonbinär)
Agender	Geschlechtsidentität bei Personen, die keine Zugehörigkeit zu einem Geschlecht empfinden oder Geschlecht als unwesentlich für ihr Identitätserleben betrachten
Cis	Geschlechtsidentität bei Personen, deren Geschlechtsidentität mit dem Körper- bzw. zugewiesenen Geschlecht übereinstimmt
Genderfluid	Geschlechtsidentität bei Personen, deren Geschlechtsidentität sich situativ oder über längere Zeiträume hinweg verändert
Genderqueer	Geschlechtsidentität bei Personen, deren Identität nicht in die Norm des binären Geschlechtermodells passen
Inter*	Geschlechtsidentität bei Personen, die sich (mehrheitlich) als inter* Person identifizieren (Begriff zumeist auf Körpergeschlecht bezogen, schließt die Identität aber nicht aus)
Männlich	Geschlechtsidentität bei Personen, die sich (mehrheitlich) als Mann identifizieren
Nonbinär	Geschlechtsidentität bei Personen, die sich weder eindeutig als Mann noch als Frau identifizieren, sondern als beides, dazwischen oder als keines von beidem (= abinär)
Questioning	Geschlechtsidentität bei Personen, die derzeit keine klare oder passende Bezeichnung für ihr Geschlecht gefunden haben oder ihre Geschlechtsidentität hinterfragen
Trans*	Geschlechtsidentität bei Personen, deren Geschlechtsidentität mit dem Körper- bzw. zugewiesenen Geschlecht nicht übereinstimmt (oft im binären System)
Weiblich	Geschlechtsidentität bei Personen, die sich (mehrheitlich) als Frau identifizieren

5.2 Entwicklung der Geschlechtsidentität

Die Entwicklung der Identität und der Persönlichkeit eines Menschen verläuft über das Leben hinweg (vgl. Berk 2019). Bei der Geschlechtsidentität gibt es jedoch einige normative Abläufe, die sich ausmachen lassen, insbesondere in der frühen Kindheit.

5.2.1 Frühkindliche Entwicklung der Geschlechtsidentität

Es gibt unterschiedliche Ansätze zur Erklärung und Beschreibung der Entwicklung von Geschlechtsidentität, die die verschiedenen Dimensionen des biopsychosozialen Modells von Geschlechtlichkeit (➔ Kap. 1) mal stärker und mal weniger stark integrieren (vgl. DeMayo et al. 2022; Siegler et al. 2021).

Eine der einflussreichsten Theorien, die kognitive Entwicklungstheorie von Kohlberg (1966; vgl. Siegler et al. 2021), geht von drei Stufen aus, die Kinder während ihrer Geschlechtsidentitätsentwicklung durchlaufen: Zunächst erwerben Kinder im Alter von etwa drei Jahren (3;11 mit Spannweite 2;4–5;2) ein basale Geschlechtsidentität, das heißt, sie können Geschlechter voneinander unterscheiden sowie sich und andere als „Junge“ oder „Mädchen“ einordnen. Allerdings halten Kinder Geschlecht noch für etwas Veränderbares. Zwischen drei und fünf Jahren (4;5 mit Spannweite 3;0–5;8) folgt das Verständnis der Geschlechtsstabilität, also die Einsicht, dass Geschlecht über die Lebensspanne gleich bleibt. Erst mit etwa fünf Jahren (4;7 mit Spannweite 3;5–5;7) entwickeln Kinder die Vorstellung der Geschlechtskonstanz, die beinhaltet, dass Geschlecht trotz äußerlicher Veränderungen – Kleidung, Frisur oder Aktivitäten – unverändert bleibt. Mit dem Erreichen der Geschlechtskonstanz erhöht sich auch die Wahrscheinlichkeit für die Orientierung an gleichgeschlechtlichen Modellen und für geschlechtstypisches Verhalten. Neuere Befunde deuten darauf hin, dass die Entwicklung graduell und kontextabhängig verläuft, wobei soziale Einflussfaktoren eine stärkere Rolle spielen als Kohlberg annahm (vgl. Martin und Ruble 2010). Auch die genannten Altersspannen sind nicht unkritisch zu sehen, so zeigen Studien unter anderem, dass Kinder bereits im Alter von sechs bis neun Monaten auf Basis von Stimme sowie Frisur Geschlechter unterscheiden (vgl. Martin et al. 2002).

Die meisten Theorien zur Entwicklung der Geschlechtsidentität gehen von einem binären Geschlechtersystem als Basis aus. Dabei können Männlichkeit und Weiblichkeit auch individuell mehrdimensional erlebt werden. Joel et al. (2014) haben Personen aus Israel zu ihrer Geschlechtsidentität befragt und dabei mit ihrem Multi-Gender Identity Questionnaire sowohl die Identifikation als Frau als auch die Identifikation als Mann unabhängig voneinander erfasst. Es zeigte sich, dass etwa 33 % der Männer, 38 % der Frauen und 76 % der queeren Personen sich sowohl als Mann als auch als Frau identifizierten. Der Hauptunterschied zwischen queeren und nichtqueeren Personen bestand darin, dass sich die meisten Frauen eher als Frau denn als Mann und die meisten Männer eher als Mann denn als Frau sahen, während viele queere Personen bei beiden Dimensionen ähnliche Werte erzielten (z. B. sich sowohl als Mann als auch als Frau oder als keines von beiden identifizierten). Jacobson und Joel (2019) konnten vergleichbare Ergebnisse mit Teilnehmenden aus sieben englischsprachigen Ländern aufzeigen. Somit lässt sich festhalten, dass auch endo, cis Personen nicht zwingend eine ausschließliche Identifikation mit einem der beiden Geschlechter des binären Systems haben.

5.2.2 Entwicklung der Geschlechtsidentität bei trans* und nonbinären Personen

Für die Beschreibung der Entwicklung der Geschlechtsidentität von trans* und nonbinären Personen kann die Theorie von Marcia (1964) als Basis herangezogen werden (vgl. Watzlawik 2020). Marcia (1964) beschreibt vier verschiedene Identitätsstadien, die für queere und nichtqueere Personen in Bezug auf die Entwicklung ihrer sexuellen und/oder geschlechtlichen Identität eine unterschiedliche Bedeutung haben können:

1. Übernommene Identität: Eine Person hat keine echte Entscheidungsphase durchlaufen, ist sich aber dennoch in ihrer Identität sicher. In diesem Fall ist die Identität von außen übernommen, zum Beispiel von den Eltern, und wird nicht ernsthaft infrage gestellt.
2. Moratorium: Eine Person befindet sich derzeit in einer Krisenphase und versucht, sich zwischen verschiedenen Alternativen zu „entscheiden". Festlegungen in Bezug auf eine Identität bleiben vage und allgemein gehalten.
3. Erarbeitete Identität: Eine Person hat eine Entscheidungsphase oder Krise durchlaufen und ist sich ihrer Identität sicher.
4. Identitätsdiffusion: Eine Person hat entweder keine Krise erlebt oder eine Krise (vermeintlich) überwunden. In beiden Fällen besteht, wenn überhaupt, nur eine geringe Ausprägung einer bestimmten Identität.

Im Vergleich zu queeren Personen haben nichtqueere Personen in einer heteronormativen Gesellschaft eher eine übernommene Identität, während die anderen drei Stadien in Bezug auf die geschlechtliche und/oder sexuelle Identität bei queeren Personen häufiger vorzufinden sein sollten (vgl. Watzlawik 2020).

Das Diverse Gender Identity Framework von Speechley et al. (2024) basiert auf 72 qualitativ-empirischen Studien. Innerhalb des Modells wurden vier verschiedene Themen der Geschlechtsidentitätsentwicklung bei trans* und nonbinären Personen herausgearbeitet (Abb. 5.1), die die verschiedenen potenziellen Herausforderungen aufzeigen. Zuerst steht das Gefühl der Andersartigkeit, das entweder früh im Leben (ab drei Jahren) oder erst im Verlauf des Lebens (zumeist im Jugendalter) auftrat, was den Beginn einer Krise im Sinne Marcias (1964) entspricht. Die Exposition bzw. Konfrontation mit dem Konzept von Trans* und Nonbinarität und somit, dass das Körpergeschlecht nicht zwingend die Geschlechtsidentität bestimmt, ist nach dem Diverse Gender Identity Framework der zweite Schritt. Dabei beschreiben einige, dass die Geschlechtsidentität sofort klar wurde („Glühbirnen-Moment"), andere beschrieben, dass sie die trans* oder nonbinäre Geschlechtsidentität erst einmal hinterfragt und für sich geprüft haben („langsames Feuer"; Moratorium nach Marcia 1964), und eine dritte Gruppe lehnte eine trans* oder nonbinäre Identität für sich ab (Identitätsdiffusion nach Marcia 1964). Die ersten beiden Formen entsprechen auch einem inneren Coming-out, also der Akzeptanz der eigenen Geschlechtsidentität. Das dritte Thema ist die aktive Aushandlung der eigenen trans* oder nonbinären Geschlechtsidentität, die durch die Explo-

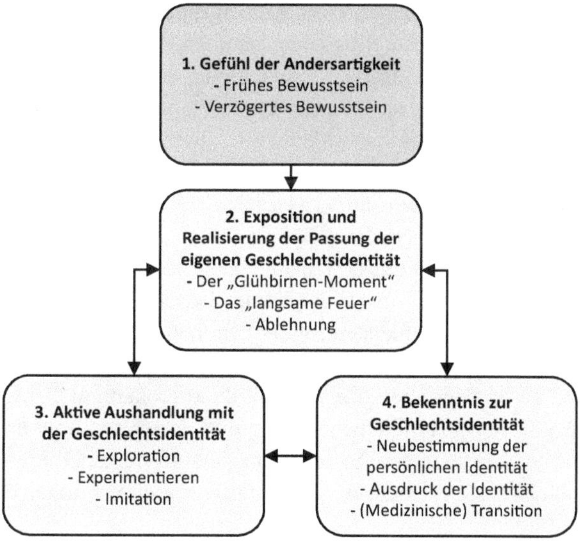

Abb. 5.1 Diverse Gender Identity Framework. (Anmerkungen: Nach Speechley et al. (2024, S. 7))

ration von Möglichkeiten, durch Experimentieren und durch Imitation vollzogen werden kann. Das letzte identifizierte Thema von Speechley et al. (2024) war das Bekenntnis zur eigenen trans* oder nonbinären Identität (erarbeitete Identität nach Marcia 1964). Dies umfasst die Neubestimmung der eigenen persönlichen Identität (z. B. durch Sprache und Bezeichnungen), den Ausdruck und die Offenlegung der Geschlechtsidentität (äußeres Coming-out) sowie eine medizinische Transition zur Anpassung des Körpers an die Geschlechtsidentität. Oft ist die vierte Phase auch mit neuen Auseinandersetzungen mit der eigenen Geschlechtlichkeit verbunden.

▶ **Transition** Prozess, in dem eine trans* oder nonbinäre Person soziale, körperliche und/oder rechtliche Veränderungen vornimmt, um die eigene, selbstbestimmte Geschlechtsidentität zu leben – beispielsweise durch medizinische Maßnahmen, Namens- und Personenstandsänderungen oder Veränderungen im sozialen Auftreten.

Längsschnittliche Daten zur Entwicklung der Geschlechtsidentität bei trans* Kindern in Nordamerika liefert das TransYouth Project, bei dem trans* Kinder und Jugendliche im Alter zwischen drei und zwölf Jahren seit 2013 begleitet wurden (DeMayo et al. 2025). In Bezug auf Kohlbergs (1966) Stadien zeigte sich, dass trans* Kinder – wie cis Kinder – sich im Alter von etwa drei Jahren ihrer Geschlechtsidentität bewusst sind (Olson und Gülgöz 2018). Auch die Geschlechtskonstanz war vergleichbar: So gaben fast alle trans* Kinder an, auch im Erwachsenenalter zur aktuellen Geschlechtsgruppe zu gehören. Auf die Frage nach ihrem Geschlecht im Säuglingsalter, nannten die Kinder jedoch das bei der Geburt zugewiesene Geschlecht. Unterschiede gab es zwischen trans* und cis Kindern bezüglich der Geschlechtsstabilität: Während trans* Kinder (und ihre Geschwister) eher angaben, dass Geschlecht über die Zeit relativ stabil ist, sich jedoch bis ins Erwachsenenalter noch ändern kann, gaben cis Kinder an, dass das Geschlecht stabil ist. Trans* Kinder (und ihre Geschwister) befürworteten Geschlechtsstereotype zudem weniger (Olson und Gülgöz 2018).

Die Stabilität der Geschlechtsidentität zeigte sich auch fünf Jahre nach der initialen sozialen Transition (Name, Geschlechtsausdruck etc.) der Kinder (Olson et al. 2022): Die meisten Jugendlichen identifizierten sich als binäre trans* Jugendliche (94 %), darunter 1,3 %, die zu einer anderen Identität transitionierten, bevor sie zu ihrer binären trans* Identität zurückkehrten. Insgesamt identifizierten sich 2,5 % der Jugendlichen als cis und 3,5 % als nonbinär. Spätere cis Identitäten waren häufiger bei Jugendlichen anzutreffen, deren erste soziale Transition vor dem sechsten Lebensjahr stattfand; ihre Retransitionen erfolgten oft vor dem zehnten Lebensjahr.

Für Hebammen bedeutet dies: Trans* und nonbinäre Personen können sich – ähnlich wie in Marcias (1964) Identitätsstadien beschrieben – in unterschiedlichen Phasen der Identitätsentwicklung befinden, was Einfluss auf ihr Erleben von Schwangerschaft, Geburt und Elternschaft haben kann. Nichtsdestotrotz ist auf Basis der Daten des TransYouth Project (DeMayo et al. 2025) davon auszugehen, dass fast alle trans* und nonbinären Personen eine feste, stabile Geschlechtsidentität erarbeitet haben, die es zu respektieren gilt. Zudem sollte die reflektierte Auseinandersetzung mit der eigenen Geschlechtlichkeit auch mit dem Hinterfragen klassischer Geschlechterrollen einhergehen, was einen Einfluss auf die Hebammen-Klient*innen-Beziehung haben kann (➔ Kap. 3).

5.3 Geschlechtsangleichende Maßnahmen

Medizinische und andere geschlechtsangleichende Maßnahmen bei der Transition sind vielfältig (Tab. 5.2), aber nicht durchgehend von allen trans* und nonbinären Personen gewünscht (vgl. Bundesverband Trans* 2019). Die S3-Leitlinien zur Trans* Gesundheit (Deutsche Gesellschaft für Sexualforschung 2018) beschreiben unter anderem folgende Empfehlungen für die therapeutische Haltung und Beziehungsgestaltung mit trans* Klient*innen:

Tab. 5.2 Ausgewählte medizinische Maßnahmen, die bei einer Transition möglich sind

Maskulinisierende Behandlungen und Hilfsmittel	Feminisierende Behandlungen und Hilfsmittel
Behandlung der Stimme (Logopädie)	Behandlung der Stimme (Logopädie und Phonochirurgie)
Masektomie (maskulinisierende Operation im Brustbereich)	Brustvergrößerung (Mammaplastik), Brustepithesen (äußerlich getragene Formkissen)
Kompressionshemden/-westen, Binder	Epilation
Entfernung von Uterus/Gebärmutter und Eierstöcken	Gesichtsfeminisierende Operationen, Adamsapfelkorrektur
Maskulinisierende Genitaloperationen	Feminisierende Genitaloperationen
Penis-Hoden-Epithese	Perücken, Haarersatzteile und Haartransplantationen
Hormone (Testosteron)	Hormone (Östradiol oder Östradiolvalerat in Kombination mit Antiandrogen wie Cyproteronacetat oder Spironolacton)

Anmerkungen: Nach Bundesverband Trans* (2019)

- „Diskriminierende Faktoren einer weitgehend zweigeschlechtlich organisierten Gesellschaft sollen gemeinsam mit den Behandlungssuchenden kritisch reflektiert werden.“ (S. 15)
- „Die individuelle geschlechtliche Selbstbeschreibung der behandlungssuchenden Person soll im Rahmen des Erstkontaktes offen besprochen und in Absprache mit den Behandlungssuchenden anerkannt werden.“ (S. 15)
- „Die Möglichkeiten und Grenzen der Gesundheitsversorgung sollten transparent benannt werden und auf mögliche Einschränkungen in Bezug auf die individuellen Erfordernisse und Ansprüche hingewiesen werden.“ (S. 16)
- „Behandelnde sollten ihre eigene geschlechtsbezogene Entwicklung und ihr Verhältnis zu den körperlichen Geschlechtsmerkmalen nach Möglichkeit im Rahmen von Selbsterfahrung kritisch reflektiert haben.“ (S. 16)
- „Die Selbstreflexion sollte den Umgang mit der Verwirrung einschließen, die der Widerspruch zwischen eigener Wahrnehmung und Selbstdarstellung bzw. Selbstbeschreibung der Behandlungssuchenden hinsichtlich des Geschlechts auslösen kann.“ (S. 16)
- „Behandelnde sollten sich ein Verständnis von Geschlecht erarbeiten, das über ein Konstrukt von Zweigeschlechtlichkeit hinausgeht.“ (S. 17)
- „Die Partizipation der Behandlungssuchenden in der Planung des therapeutischen Prozesses und die Transparenz im Verlauf des therapeutischen Prozesses sollen ermöglicht werden.“ (S. 18)
- „Entscheidungen über die Notwendigkeit und die Reihenfolge der Behandlungsschritte sollen partizipativ im Sinne einer Übereinstimmung zwischen Behandlungssuchenden und Behandelnden getroffen werden. Sollte im Einzelfall eine Übereinstimmung nicht herstellbar sein, so sollten die Gründe dafür transparent dargelegt werden.“ (S. 18)
- „Wenn eine trans* Person einwilligungsfähig ist und den Umfang und die Konsequenzen der Behandlung verstanden hat, soll die informierte Entscheidung im Sinne eines Informed Consents über die Notwendigkeit und die Reihenfolge der Behandlungsschritte allein bei ihr liegen.“ (Sondervotum des Bundesverband Trans*; S. 18)

Bestimmte geschlechtsangleichende Maßnahmen können die Fertilität beeinträchtigen. So ist die Entnahme von Gonaden direkt mit Infertilität verbunden, aber auch die Einnahme von Hormonen kann die Fertilität negativ beeinträchtigen. Eine frühzeitige Beratung durch die jeweiligen Behandler*innen zu den Themen Kinderwunsch und Fortpflanzungsfähigkeit ist notwendig (Coleman et al. 2022). Dabei können Maßnahmen wie der Erhalt von Fortpflanzungsorganen oder die Konservierung von Spermien und Eizellen besprochen werden sowie Pflegschaft und Adoption (vgl. Bundesverband Trans* 2019; Maiorano et al. 2025).

5.4 Schwangerschaften bei trans* und nonbinären Personen

Kinder und Familie gehören für viele – wenn auch nicht für alle – Personen zu einem erfüllten Leben (u. a. Wippermann 2014). Der Wunsch nach einem Kind und schwanger zu werden kann zu jedem Zeitpunkt bestehen und steht nicht im Widerspruch zu einer bestimmten Geschlechtsidentität. Das Thema kann bei trans* und nonbinären Personen vor, während oder nach einer Transition relevant werden. Seit 2011 sind die Fortpflanzungsunfähigkeit sowie medizinische Eingriffe keine Voraussetzungen mehr für die Änderung des Geschlechtseintrags nach Transsexuellengesetz, was Schwangerschaften bei trans* und nonbinären Personen erleichtert (➔ Kap. 1). Und auch inter* Personen können schwanger werden (➔ Kap. 4), selbst wenn dies selten ist (Intergeschlechtliche Menschen Bundesverband & Intergeschlechtliche Menschen Landesverband Niedersachsen 2021): Die Studie dsd-LIFE (Słowikowska-Hilczer et al. 2017) zeigte für Europa, dass 14 % der inter* Personen ein Kind haben, aber 7 % über assistierte Reproduktion und 4 % über Adoption. Nur 3,5 % der befragten Personen gaben an, ohne assistierte Reproduktion ein Kind bekommen zu haben. Der Fokus liegt im Folgenden auf trans* und nonbinären Personen.

Für Hebammen können insbesondere drei Konstellationen für trans* und nonbinäre Klient*innen auftreten:

1. Eine trans* oder nonbinäre Person ist schwanger, zum Beispiel ein trans* Mann, der keine körperliche Transition vollzogen hat.
2. Eine endo, cis Frau ist von einer trans* oder nonbinären Person schwanger, zum Beispiel eine endo, cis Frau, die von einer nonbinären Person mit Penis und Hoden schwanger ist.
3. Eine endo, cis Partnerin von einer trans* oder nonbinären Person ist schwanger (nicht identisch mit 2., aber überschneidend), zum Beispiel eine endo, cis Frau, die von einem endo, cis Mann schwanger ist, aber mit einer trans* Frau in einer Beziehung ist.

Diese Konstellationen schließen sowohl Mehrelternschaft als auch assistierte Reproduktion nicht aus. Die Schwangerschaft und Geburt bei den letzten beiden Konstellationen sollten im Erleben für die Frauen in Bezug auf sich selbst vergleichbar zu Frauen in heteronormativen Konstellationen sein. Nichtsdestotrotz sollten Stigmatisierung und Diskriminierung aufgrund der Beziehungsstruktur relevant sein.

Verschiedene Befunde zeigen besondere Herausforderungen für trans* und nonbinäre Personen während Schwangerschaft, Geburt und früher postpartaler Phase auf (vgl. Cantwell 2024; Deinhart 2025; Greenfield und Darwin 2021; Salden und Netzwerk Queere Schwangerschaften 2022). Hier sind verschiedene Ebenen bedeutsam: das Erleben der eigenen Person, der Umgang mit anderen, wie medizinischem Personal und Hebammen, sowie institutionelle und strukturelle Hürden. Spahn (2019) fasst diese Mechanismen unter dem Begriff der heteronormativen Biopolitik zusammen. Gemeint ist das Zusammenwirken medizinischer, rechtlicher und gesellschaftlicher Strukturen, die Schwangerschaft und Fortpflanzung an heteronormativen Geschlechtervorstellungen ausrichten und dadurch reproduktive Möglichkeiten von trans* und nonbinären Personen einschränken.

Schwangerschaft, Geburt und Stillzeit sind weiblich konnotiert. Für die trans* und nonbinären Personen, deren Geschlechtsidentität wenig bis gar nicht weiblich ist, kann dies zu erheblichen inneren Konflikten führen und sich in Geschlechtsdysphorie widerspiegeln. Körperliche Veränderungen während der Schwangerschaft, Geburt und Stillzeit und geschlechtsspezifische Zuschreibungen im sozialen Umfeld können die Geschlechtsdysphorie weiter verstärken.

▶ **Geschlechtsdysphorie** Leidensgefühl oder Belastung, die entsteht, wenn die Geschlechtsidentität nicht mit dem Körper- oder zugewiesenen Geschlecht übereinstimmt.

Zahlreiche trans* und nonbinäre Personen berichten zudem von Erfahrungen körperlicher, sozialer und emotionaler Isolation während der Schwangerschaft sowie in der frühen postpartalen Phase. Zudem können Diskriminierung, Unverständnis und Unsicherheit bei Hebammen und medizinischem Personal das Vertrauen in die geburtshilfliche Versorgung erschweren. Viele Betroffene befürchten, nicht respektvoll oder kompetent betreut zu werden. In Folge entscheiden sich einige trans* und nonbinäre Personen bewusst für Hausgeburten oder alternative Betreuungsmodelle, um sich sicherer und selbstbestimmter zu fühlen. Kaiserschnittentbindungen werden zudem von einigen trans* Männern bevorzugt.

Auch institutionell bestehen Barrieren (vgl. Deinhart 2025): Formulare, Aufklärungsbögen und elektronische Dokumentationssysteme sind meist auf ein binäres Geschlechtersystem ausgerichtet und lassen keine geschlechtsneutrale oder diversitätsgerechte Erfassung zu. In Kliniken und Praxen sind Räume, Ansprachen und Informationsmaterialien oft ausschließlich an endo, cis Frauen adressiert. Hinzu kommen juristische Hürden. Nach geltendem deutschen Recht gilt: „Mutter eines Kindes ist die Frau, die es geboren hat" (§ 1591 BGB). Diese Definition steht im Widerspruch zur Geschlechtsidentität von trans* Männern und nonbinären Personen, die gebären, aber nicht als „Mutter" bezeichnet werden möchten.

Tab. 5.3 Häufigste Erfahrungen in der Geburtshilfe

Positive Erfahrungen	Negative Erfahrungen
Personelle Ebene	
• Wissen/Sensibilität zu queeren/trans* (Schwangerschafts-)Themen • Gute medizinische Behandlung/ Betreuung • Unterstützung durch das medizinische Personal	• Unwissen/Unsensibilität zu queeren/trans* (Schwangerschafts-)Themen • Misgendern/falsche Anrede bzw. Kategorisierung • Individuelle Bedürfnisse/Wünsche nicht erfragen/respektieren
Strukturelle/institutionelle Ebene	
• Wissen/Sensibilität zu queeren/trans* (Schwangerschafts-)Themen • Gute medizinische Behandlung/ Betreuung • Unterstützung durch das medizinische Personal	• Unwissen/Unsensibilität zu queeren/trans* (Schwangerschafts-)Themen • Misgendern/falsche Anrede bzw. Kategorisierung • Individuelle Bedürfnisse/Wünsche nicht erfragen/respektieren

Anmerkungen: Nach Rohrhofer und Salden (2025). Aufgelistet sind jeweils die drei häufigsten Nennungen

Für Deutschland zeigte die Studie „Queer und schwanger" (Salden und Netzwerk Queere Schwangerschaften 2022) für die klinische Geburtshilfe, dass etwa 54 % der trans* und inter* Personen während der Geburt diskriminierende und/ oder gewaltvolle Erfahrungen gemacht haben – bei den Vergleichsgruppen der weiteren queeren und nichtqueeren Personen lag der Wert bei 21 %. Dabei zeigte sich auch, dass die Befragten „teils, teils" zufrieden mit den Informationen der Ärzt*innen waren sowie tendenziell „eher zufrieden" mit denen von Hebammen. Auch Rohrhofer und Salden (2025) konnten auf Basis von qualitativ ausgewerteten Interviews verschiedene spezifische positive und negative Erfahrungen von trans* und nonbinären Personen auf personeller und struktureller/institutioneller Ebene ausmachen (Tab. 5.3). Die Summe der negativen Erfahrungen birgt das Risiko der Traumatisierung während der Geburt und der postpartalen Zeit.

Deinhart (2025) fasst die Befunde zu Erfahrungen von trans* und nonbinären Personen in der Hebammenbetreuung als ambivalent zusammen. Neben Diskriminierung sowie institutionellen und strukturellern Herausforderungen gibt es auch positive Erfahrungen, die sich aber ausschließlich auf die Interaktion mit der Hebammen beziehen (➔ Kap. 2). „Hier ist insbesondere die respektvolle und auf Vertrauen basierende Beziehungsgestaltung relevant, die proaktives Verhalten, prinzipielle Lernbereitschaft, Reflexion des eigenen Verhaltens und eine interessierte Grundhaltung des Personals einschließt" (Deinhart 2025, S. 94).

5.5 Handlungsempfehlungen im Kontext von geschlechtlicher Identität bei (werdenden) Eltern

Bezüge zum Umgang mit (werdenden) Eltern einer geschlechtlichen Minorität können vielfältig ausfallen. Im Folgenden wird entlang des Hebammen-Betreuungsbogens (Familienplanung, Schwangerschaft, Geburt, Wochenbett, Stillzeit und frühe Elternschaft) nach zu Sayn-Wittgenstein (2007) der Fokus auf das Verständnis geschlechtlicher Identität als komplexes Konstrukt gelenkt: Spezifische Bedarfe, Bedürfnisse und Herausforderungen werden identifiziert und im Kontext einer professionellen Hebammenbetreuung beleuchtet.

Zur Illustration queersensibler Hebammenarbeit werden zwei fiktive Fallbeispiele im Zusammenhang mit elterlicher geschlechtlicher Identität skizziert: Der trans* Mann Mario erwartet zusammen mit seinem Partner Oliwier sein erstes Kind. Zunächst erfolgt die Darstellung einer Betreuungssituation in der 32. SSW als Negativ-, dann als Positiv-Beispiel. Im Anschluss werden die unterschiedlichen Handlungs- und Verhaltensweisen der beteiligten Fachkräfte mittels tabellarischer Gegenüberstellung nach Clustern herausgestellt (Tab. 5.4). Hierbei ist zu bedenken, dass es sich um komplexe Fallschilderungen mit zum Teil vielschichtigen und/oder intersektionalen Merkmalen handelt, die auch anderen oder weiteren Clustern zugeordnet werden könnten – ein Anspruch auf Vollständigkeit obliegt daher nicht. Primär steht das exemplarische Fallverstehen im Vordergrund.

5.5.1 Fallbeispiele „Mario"

Negativ-Beispiel

Im Rahmen des Erstgesprächs lernt die freiberufliche Hebamme den schwangeren Mario kennen. Mario erklärt in den ersten Gesprächsminuten, dass er seit fünf Jahren als trans* Mann in einer Beziehung mit einem anderen Mann lebt. Der Partner, Oliwier, ist der genetische Vater des gemeinsamen Kindes – er ist bei dem Kennenlernen ebenfalls anwesend und berichtet freudig aufgeregt, dass er sich auf den Familienzuwachs freut.

Je enthusiastischer Oliwier ausholt, desto zurückhaltender wird der schwangere Mario, bis er schließlich anfängt zu weinen. Oliwier reagiert einfühlsam, nimmt sich sofort zurück und beide berichten in Folge, dass vor allem Mario bereits indirekten, aber auch sehr offenen Vorurteilen und Diskriminierungen ausgesetzt war, insbesondere im Gesundheitswesen ist dies für ihn belastend. Eine medizinische Fachangestellte fragte beispielsweise bissig, ob „er" denn überhaupt auf einer Frauentoilette eine Urinprobe abgeben könne. Der Gynäkologe gab offen zu bedenken, dass seiner Meinung nach die psychische Gesundheit eines Kindes, das „so“ aufwachsen müsse, zwangsläufig beeinträchtigt sein dürfte. Die Hebamme nimmt die Schilderungen unkommentiert zur Kenntnis und macht sich einige Notizen. Sie beschwichtigt unsicher, dass viele offene Einrichtungen noch nicht über das Angebot von „m-, w-, d-Toiletten“ verfügen.

Andere Situationen des Alltags werden aufgrund der fortschreitenden Schwangerschaft (32. SSW) fast erträglicher für Mario, was nach beiderseitiger Vermutung aber nur daran liegt, weil das Paar nun deutlicher in das Bild einer heteronormativen Gesellschaft passt: Zum einen der männlich gelesene Oliwier und zum anderen der als „schwangere Frau“ gelesene Mario. Somit verschafft die Schwangerschaft zwar Abmilderung in Bezug auf öffentliche Resonanzen, zugleich kommt es ihm aber vor, als wäre er nicht ehrlich zu sich selbst – und würde sich hinter der Schwangerschaft verstecken, was ihm falsch vorkommt. Die Hebamme versucht, Mario zu beruhigen und sagt, dass Gefühlsambivalenzen zum normalen Adaptionsprozess an eine Schwangerschaft bei jeder Frau gehören und dass sich der Unmut über körperliche Veränderungen in der Regel auch wieder reduziert.

Das Paar möchte sich trotz aller Widrigkeiten seinen Kinderwunsch erfüllen, eventuell mit noch einem Geschwister für das Ungeborene – danach plant der trans* Mann Mario die Durchführung geschlechtsangleichender Eingriffe, sodass sein Körper mit seiner Geschlechtsidentität für ihn kongruent ist. Oliwier hat bereits die Vaterschaftsanerkennung abgegeben, damit beide die rechtliche Elternschaft besitzen werden. Die Hebamme weist Mario vorsorglich darauf hin, dass er rechtlich als Mutter, die das Kind geboren hat, eingetragen wird. Sie versucht Mario in seinem Vorhaben zu bestätigen, geschlechtsangleichende Eingriffe noch aufzuschieben – vor allem auch in Hinblick auf das Stillen des Kindes im ersten Lebensjahr.

Während Oliwier seine Vorfreude offen zeigt, ist bei Mario eine zunehmend starke Belastung durch Diskriminierung, die Angst vor weiteren abwertenden Reaktionen sowie die innere Ambivalenz gegenüber schwangerschaftsbedingten Veränderungen deutlich spürbar. Er geht sichtlich aufgewühlt zusammen mit Oliwier aus dem Gespräch.

Positiv-Beispiel

Im Rahmen des Erstgesprächs trifft die freiberufliche Hebamme auf den schwangeren trans* Mann Mario, der sich in der 32. SSW befindet. Begleitet wird er von seinem Partner Oliwier, der zugleich der genetische Vater des Kindes ist. Die Hebamme begrüßt beide und fragt offen und im Sinne einer bedürfnisorientierten Betreuung nach der Geschlechtlichkeit, Beziehung und bevorzugten Anrede sowie

Pronomen beider. Mario wirkt dadurch bereits zu Gesprächsbeginn spürbar erleichtert und in seinem Wunsch, als werdender Vater gesehen zu werden, stabilisiert.

Oliwier berichtet freudig von der bevorstehenden Elternschaft, während Mario zunächst zurückhaltend bleibt. Die Hebamme nimmt dies aufmerksam wahr und bietet ihm ausreichend Raum, um seine Gefühle auszudrücken. Mario beginnt, von früheren Diskriminierungserfahrungen im Gesundheitswesen zu erzählen: Er wurde mehrfach misgendert, stieß auf abwertende Kommentare und fühlte sich von medizinischem Personal nicht respektiert. Beispiele waren unter anderem sarkastische Bemerkungen, ob er eine Urinprobe „überhaupt auf einer Frauentoilette" abgeben könne, oder der Ausdruck seines Gynäkologen, dass ein Kind „zwangsläufig psychisch leiden" würde, wenn es „so" aufwachse. Diese Erlebnisse führten zu Scham, Verunsicherung und Angst, woraufhin er sich immer mehr zurückzog.

Die Hebamme versucht wertschätzend und empathisch auf Marios Schilderungen einzugehen: Sie bedankt sich für sein Vertrauen und bestätigt, dass diese Erfahrungen belastend und absolut inakzeptabel sind. Diskriminierungsverbot und Queersensibilität sind für sie alternativlos und Ausdruck einer professionellen Hebammenbetreuung. Sie regt beide werdende Väter an, über einen Wechsel der gynäkologischen Praxis nachzudenken, wodurch sich der externe Stress möglicherweise reduzieren könnte.

Mario und Oliwier berichten zudem von ambivalenten Erfahrungen im Alltag: Mit zunehmender Sichtbarkeit der Schwangerschaft erleben sie weniger offene Anfeindungen, was eine gewisse Entlastung bietet. Die Hebamme nimmt wahr, dass Mario dabei jedoch teilweise in eine „Schwangere Frau"-Rolle eingeordnet wird, während Oliwier als männlicher Partner gelesen wird. Die Hebamme (an)erkennt Marios ambivalente Wahrnehmung als normal und nachvollziehbar im Kontext gesellschaftlicher Geschlechternormen. Sie betont, dass es möglich ist, diese äußeren Zuschreibungen kritisch zu reflektieren und gleichzeitig die eigene Identität zu leben. Sie verschafft sich schließlich einen Überblick über die Vorsorgebefunde und erfragt unvoreingenommen Marios aktuelles körperliches Wohlbefinden: Mario zeigt sich entspannt, weil erstmalig sowohl seine physische Gesundheit (und die des Kindes) als auch sein psychisches Befinden gesehen werden. Sie vereinbaren, in Folge gemeinsam die Betreuungsbedürfnisse für eine gesunde Schwangerschaft, Geburt, das Wochenbett und die frühe Familienphase zu besprechen.

Da Mario und Oliwier den Wunsch nach einer liebevollen, gemeinsamen Elternschaft und einem weiteren Kind äußern, ermutigt die Hebamme die werdenden Väter zur Kontaktaufnahme mit der regionalen queeren Familienbildungsstätte, das sie selbst von diversen Infoabenden kennt: Verschiedene Angebote ermöglichen (werdenden) Eltern einen empowernden Austausch mit anderen Regenbogenfamilien über rechtliche und gesellschaftliche Rahmenbedingungen, zu Elternrollen und vielem mehr. Auch die Teilnahme an Geburtsvorbereitungskursen ist dort nach Anmeldung möglich.

Die Hebamme erkennt, dass Mario durch frühere Diskriminierungserfahrungen, die Angst vor weiteren negativen Reaktionen und die körperliche Veränderung während der Schwangerschaft belastet ist. Gleichzeitig legt sie den Fokus auf Ressourcen, Resilienz und Selbstwirksamkeit: Sie bietet ein wertschätzendes Umfeld, in dem Mario und Oliwier ihre Gefühle als Paar und als werdende Väter offen äußern können, validiert ihre Erfahrungen und stärkt ihre Handlungskompetenz. Das Paar verlässt das Gespräch spürbar gestärkt, mit einer klaren Perspektive für die (Betreuung der) Schwangerschaft und Geburt sowie einem Bewusstsein dafür, dass sie ihre Elternrolle als Väter selbstbestimmt und liebevoll gestalten können.

Tab. 5.4 Analyse einer queersensiblen Betreuung am Fallbeispiel „Mario"

Cluster	Negativ-Beispiel	Positiv-Beispiel
Professionelles Handeln im Umgang mit der Situation		
Eltern-Kind-Beziehung und emotionale Stabilisierung	• Keine Initiative durch Hebamme: Schwangerer erklärt sich zu Gesprächsbeginn selbst in Bezug auf Identität und Sexualität • Keine Stabilisierung in (gemeinsamer) Rolle als Paar, Eltern bzw. werdender Vater (Mario weint)	• Initiative der Hebamme: offenes Erfragen der Geschlechtlichkeit, Beziehung und gewünschten Anrede sowie Pronomen • Stärkung in der Rolle als Paar, Eltern bzw. werdender Vater (Mario ist erleichtert)
Anerkennung geschlechtlicher Vielfalt	• Haltung der Hebamme bezüglich diskriminierendem Verhalten in gynäkologischer Praxis nicht klar zu erkennen: Schilderungen der werdenden Väter werden zur Kenntnis genommen ohne deutliche Positionierung • Verstärkung dysphorischer Empfindungen, keine Berücksichtigung der geschlechtlichen Identität („Gefühlsambivalenzen gehören zum normalen Adaptionsprozess an eine Schwangerschaft bei jeder Frau")	• Haltung der Hebamme bezüglich diskriminierenden Verhaltens reflektiert deutlich Anerkennung von Vielfalt der Geschlechtsidentität, Queersensibilität und keine Toleranz von Diskriminierung • (An-)Erkennung der ambivalenten Gefühlslage sowie potenziellen Geschlechtsdysphorie und Einordnung als normal und verständlich

(Fortsetzung)

Tab. 5.4 (Fortsetzung)

Cluster	Negativ-Beispiel	Positiv-Beispiel
Beratung und Vermittlung von Fachwissen	• Unprofessionalität: Hinweis der Hebamme auf fehlende Toilettenangebote ist situativ nicht passend • Kein Beratungsangebot zur Reduktion von Minoritätenstress	• Diskriminierungsverbot und Queersensibilität als Ausdruck einer professionellen Hebammenbetreuung • Professionelle Beratung durch die Hebamme: Anregung, über Wechsel der gynäkologischen Praxis nachzudenken (zur Stressreduktion)
Aufbau einer Hebammen-Klient*innen-Beziehung	• Aufbau Vertrauensbeziehung gestört durch Pseudoempathie der Hebamme („Unmut über körperliche Veränderungen stabilisiert sich in der Regel wieder")	• Schaffung einer Vertrauensbasis durch wertschätzendes, empathisches Auftreten der Hebamme (vereint physisches und psychisches Befinden der schwangeren Person)
Rahmenbedingungen als Einflüsse auf die Beziehungsgestaltung		
Rechtliche Rahmenbedingungen	• Bloßer Verweis der Hebamme auf § 1591 BGB (Mutter eines Kindes ist die Frau, die es geboren hat), der keine Reflexion der Bedarfs- und Bedürfnislage der werdenden Väter zur rechtlichen Lage und Rollenfindung widerspiegelt	• Empowerment durch die Hebamme: Empfehlung, u. a. zu rechtlichen Fragen mit Peers in den Austausch zu treten
Strukturelle Barrieren im Gesundheitswesen	• Ggf. fehlendes Aus-, Fort- und Weiterbildungswissen: Hebamme ist unsicher und äußert sich situativ unpassend (z. B. fehlende Toilettenangebote)	• Vorhandenes Fachwissen der Hebamme durch Informationsabende im regionalen queeren Familienzentrum
Heteronormativität	• Keine Reflexion und Einordnung der von den (werdenden) Vätern erlebten Queer- und Homosexuellenfeindlichkeit durch die Hebamme	• Wertschätzender Umgang und Ausdruck der Reflexion von Heteronormativität: Hebamme bestärkt Mario und Oliwier als Paar und als werdende Väter
Aspekte einer diversitätssensiblen Betreuung		

(Fortsetzung)

Tab. 5.4 (Fortsetzung)

Cluster	Negativ-Beispiel	Positiv-Beispiel
Fokus auf geschlechtsinklusive Sprache und Gesprächsmodelle	• Hebamme verwendet nicht durchgehend geschlechtsinklusive Sprache (Adaptionsprozess an eine Schwangerschaft bei „jeder Frau“) • Keine Berücksichtigung eines traumasensiblen Gesprächsansatzes; berät an Bedarfen des schwangeren Vaters vorbei (Hinweis der Hebamme auf Stillen, ohne zu wissen, ob Stillwunsch besteht): Schwangerer Vater zeigt zunehmend starke Belastung, verlässt das Gespräch aufgewühlt	• Hebamme kommuniziert geschlechtsinklusiv (Adressierung an die „werdenden Väter“ zur Kontaktaufnahme mit Familienbildungsstätte) • Im Vordergrund steht partizipative Entscheidungsfindung zur Gestaltung der Betreuung sowie ein lösungs- und ressourcenorientierter Beratungsansatz, der die Wirklichkeit der werdenden Väter in den Vordergrund stellt: Beide verlassen gestärkt und zuversichtlich das Gespräch
Psychosoziale Unterstützung und Empowerment	• Keine (angemessene) psychosoziale Unterstützung: Hebamme tritt z. T. nicht in Interaktion (kommentiert Schilderungen nicht, macht sich Notizen) • Keine Bestärkung der werdenden Eltern: keine Information zum Geburtsvorbereitungskurs	• Hebamme ordnet z. B. Schilderungen zur Behandlung in gynäkologischer Praxis aktiv (als Diskriminierung) ein und entlastet werdende Eltern psychisch durch diese klare Positionierung • Empowerment und Bestärkung der werdenden Eltern: Ressourcenorientierung, Informationen zu Geburtsvorbereitungskurs und Peergruppen
Interprofessionelle Vernetzung	• Keine direkten Angebote einer interdisziplinären und multiprofessionellen Betreuung und Vernetzung	• Anregung durch Hebamme, Kontakt mit queerem Familienzentrum aufzunehmen

5.5.2 Handlungsempfehlungen

Ein professioneller Umgang mit Vielfalt zeigt sich unter anderem in der Grundhaltung, geschlechtliche Diversität als integrativen Bestandteil des gesellschaftlichen Lebens anzuerkennen und zu respektieren (vgl. Charta der Vielfalt o. J.-b). Darüber hinaus gilt es, sie als Bereicherung und Ressource in den Betreuungsprozess und die (werdende) Elternschaft zu integrieren. Eine derart diversitätssensible Haltung und Ausrichtung erfüllt die Ansprüche auf Inklusionssensibilität – mit dem Ziel, Selbstbestimmung, Partizipation und Gemeinschaftsentwicklung zu fördern.

Die Berücksichtigung der Geschlechtsidentität der (werdenden) Eltern kann beispielsweise Ausdruck in einer inklusionssensiblen Gesprächsführung finden: Zur Strukturierung kann hierfür der Kommunale Index für Inklusion der Montag Stiftung und Gesellschaft (2011) als konzeptionelle Grundlage herangezogen werden. Der Index versteht Inklusion als einen fortlaufenden Prozess, der sich auf alle Menschen bezieht und das Ziel verfolgt, in Bildungs-, Gesundheits- oder kommunalen Einrichtungen die Teilhabe und individuelle Entwicklung jeder Person zu fördern. Gleichzeitig richtet er sich gegen jede Form von Marginalisierung und Diskriminierung (➔ Kap. 3).

Im Sinne eines konzeptionellen Instruments für eine diversitätssensible Gesprächsführung und Beratung entlang des Betreuungsbogens eröffnet er die Möglichkeit eines respektvollen, wertschätzenden und individualisierten Austauschs zwischen den Beteiligten über wahrgenommene Barrieren und vorhandene Ressourcen sowie darüber, wie partizipativ Entscheidungen getroffen und gemeinsame Entwicklungsziele erreicht werden können (Schwenger-Fink 2023a):

- Bedürfnisse und Bedarfe ermitteln: Welche Wünsche bzw. besonderen Vorstellungen zur Betreuung rund um Schwangerschaft, Geburt und Wochenbett existieren (z. B. gewünschte Anrede, welches gewählte Pronomen nutzen die werdenden Eltern, welche Unterstützung benötigen sie für ihre Rollenfindung als [werdende] Eltern)?
- Bestandaufnahme Vorerfahrungen: Welche besonderen Erfahrungen sind gegeben (Diskriminierungserfahrungen in der gynäkologischen Praxis werden beispielsweise im Sinne einer [trauma-]sensiblen Betreuung berücksichtigt)?
- Identifikation Ressourcen: Über welche Stärken verfügt die (werdende) Familie (z. B. persönliche Stärke, Bedürfnisse offen formulieren zu können oder als Paar einfühlsam miteinander zu interagieren)?
- Unterstützung bei Formulierung und Priorisierung von Zielvorstellungen: Was möchte diese (werdende) Familie erreichen/welchen fachlichen Support benötigt sie (z. B. Förderung einer sicheren Eltern-Kind-Bindung)?

- Lösungswege ableiten: Welche Wege möchte und kann diese Familie gehen unter Berücksichtigung der Vorerfahrungen sowie Ressourcen und welche Angebote müssen unterbreitet werden (z. B. engmaschige Besuche im Wochenbett zur Stabilisierung der Eltern-Kind-Beziehung, gemeinsame Familienzeiten in Familienbildungsstätte verbringen, Wechsel der gynäkologischen Praxis)?
- Reflexion und Evaluation: Können die geplanten Schritte umgesetzt und die Ziele erreicht werden (z. B. fühlen sich die Eltern sicher in ihrer Rolle als Eltern)?

Als konstituierendes Merkmal einer respektvollen und individualisierten Betreuung im Kontext geschlechtlicher Vielfalt gilt eine geschlechtsinklusive Sprache (vgl. Deinhart 2025). Die Empfehlungen, ob und wie geschlechtsinklusive Sprache in der Hebammenarbeit umgesetzt werden soll, gehen teils stark auseinander (z. B. Gribble et al. 2022; Pezaro et al. 2025; Striebich und Plappert 2023). Wichtig ist, dass die Verwendung geschlechtsinklusiver Sprache nicht das Gleiche ist wie die Vermeidung von Geschlechtszuweisung. Wenn die Zielgruppe mehr Gruppen als endo, cis Frauen beinhaltet, sollte geschlechtsinklusive Sprache genutzt werden (z. B. in Leitlinien für Hebammen), um keine Ausschlüsse und damit Diskriminierung zu reproduzieren. In Bezug auf die Interaktion mit der Einzelperson ergibt sich ein anderes Bild: Hier sollte die Geschlechtsidentität ernst genommen werden und die geschlechtsspezifische bzw. die von den Klient*innen gewünschte Sprache genutzt werden, denn Sprache ist wirkmächtig und kann Gesprächsteilnehmende wertschätzen und empowern. Problematisch wird es, wenn soziale Gruppen mit ihren jeweils spezifischen Bedürfnissen gegeneinander ausgespielt werden, z. B. endo, cis Frauen gegen queere Personen.

Zunehmend verwenden Hebammen in der Betreuungsarbeit andere Wörter für bisher etablierte bzw. tradierte Termini, zum Beispiel „Austritts-“ statt „Austreibungsperiode“ oder „schieben“ statt „pressen“. Mit einem solchen achtsamen Sprachgebrauch sollen Ängste vermieden und (werdende) Eltern in ihrer Selbstwirksamkeit bestärkt werden: In diesem Sinne können geschlechterneutrale Begriffe und Formulierungen benutzt werden, zum Beispiel „schwangere Personen“ oder „Personen mit Uterus“, um generellen Respekt gegenüber vielfältigen Geschlechtlichkeiten auszudrücken, individuelle Bedarfe und Bedürfnisse zu berücksichtigen und insbesondere queere (werdende) Eltern zu bestärken (Tab. 5.5). Die Verwendung geschlechtsinklusiver Begriffe kann bei trans* und nonbinären Personen eine erlebte Geschlechtsdysphorie – und damit Minoritätenstress – während der Betreuung reduzieren. Möglich wäre außerdem, die Klient*innen (als Expert*innen für sich selbst) zu fragen, welche Begriffe für sie passend sind.

Tab. 5.5 Ausgewählte geschlechtsinklusive Begriffe

Geschlechtsexklusiv	Geschlechtsinklusiv
Betreute Frau(en)	Klient*in(nen) (oder andere Form)
Gebärmutter	Uterus
Mutter	Elternteil
Muttermilch	Babymilch, Brustmilch, Menschenmilch
Mutterpass	Schwangerschaftspass
Sohn	Kind
Tochter	Kind
Vater	Elternteil

Anmerkungen: Es kann sinnvoll sein, direkt nach bevorzugten Begriffen der Klient*in(nen) zu fragen und/oder bei der Suche nach individuell passenden Begriffen zu unterstützen

Der Aufbau einer stabilen Hebammen-Klient*innen Beziehung (➔ Kap. 3) kann von einer deutlichen Positionierung im Sinne einer queer- und diversitätssensiblen Begleitung profitieren: Die (werdenden) Eltern fühlen sich ganzheitlich gesehen und in dem geschützten Setting sicher. Die so geschaffene Sicherheit kann als zentraler Schutzfaktor für die psychische Gesundheit schwangerer trans* und nonbinärer Personen identifiziert werden (Light et al. 2014).

Hinsichtlich der rechtlichen Rahmenbedingungen sollte fachlich aufgeklärt und zugleich resultierende Belastungen für queere (werdende) Eltern aktiv abgefedert werden: Es bietet sich an, frühzeitig, transparent und ressourcenorientiert über rechtliche Fragen der Elternschaft zu informieren, insbesondere in Bezug auf das geltende Abstammungsrecht, das queere Familien bislang nicht gleichstellt. Auch für trans*, inter* und nonbinäre Eltern sind entsprechende, fachliche Informationen relevant, da deren Geschlechtseintrag und Elternbezeichnung häufig nicht mit den rechtlichen Kategorien übereinstimmen. Fachkräfte können diese rechtliche Realität sensibel ansprechen, ohne sie zu problematisieren oder zu normalisieren. Ziel ist es, rechtliche Unsicherheiten zu reduzieren und queere Eltern in ihrer Handlungssicherheit zu stärken (Salden und Netzwerk Queere Schwangerschaften 2022).

Darüber hinaus sollten Hebammen reproduktive Entscheidungen queerer Personen ausdrücklich anerkennen und unterstützen. Da der Zugang zu assistierter Reproduktion rechtlich und finanziell ungleich geregelt ist und queere Personen häufiger Eigenleistungen erbringen müssen, ist es empfehlenswert, diese strukturellen Ungleichheiten offen zu benennen und queere (werdende) Eltern in ihrer reproduktiven Selbstbestimmung zu bestärken. Eine solche professionelle Haltung und Begleitung trägt dazu bei, rechtliche Ausschlüsse nicht zu individualisieren, sondern als strukturelle Bedingungen sichtbar zu machen (Salden und Netzwerk Queere Schwangerschaften 2022).

Um strukturelle Barrieren in der gesundheitlichen Betreuung queerer (werdender) Eltern abzubauen, sollten Hebammen ihre Betreuungspraxis bewusst diskriminierungssensibel, inklusiv sowie in Ruhe und ohne Zeitdruck gestalten (Ameli und Valdor 2020). Aufgrund ihrer überdurchschnittlich häufigen Diskriminierungs- und Gewalterfahrungen (➔ Kap. 2) gilt es, queere Schwangerschaften, Geburten, Wochenbetten und Familienphasen aktiv als Teil professioneller Versorgungsrealität anzuerkennen und entsprechende Schutz- und Reflexionsmechanismen in den Betreuungsalltag zu integrieren (Voß 2021). Hebammen können Anamnesen, Beratungsgespräche und Dokumentationsprozesse so gestalten, dass sie vielfältige Geschlechtsidentitäten, Familienformen und Elternkonstellationen abbilden. Dies beinhaltet etwa offene Fragen zur familiären Situation statt voraussetzender Annahmen sowie die bewusste Verwendung inklusiver Formulare und Informationsmaterialien. Auf diese Weise können strukturelle Ausschlüsse, die durch standardisierte und heteronormative Routinen entstehen, reduziert werden (Salden und Netzwerk Queere Schwangerschaften 2022). Auch intersektionale Perspektiven (Crenshaw 1989, 2017) sollten aktiv berücksichtigt werden. Das heißt, Mehrfachdiskriminierungen – etwa aufgrund von Geschlechtlichkeit, sexueller Orientierung, Behinderung, sozialer Lage, Race oder Sprachbarrieren – mitzudenken und niedrigschwellige Zugänge zur Versorgung zu fördern (Voß 2021).

Als Expert*innen für reproduktive Gesundheit in der Lebensspanne sind Hebammen und geburtshilfliche Fachkräfte aufgefordert, gesellschaftliche Normen und insbesondere heteronormative Vorstellungen von Schwangerschaft, Elternschaft und Familie kritisch zu reflektieren sowie aktiv zu dekonstruieren: Im Gesundheitssystem werden Schwangerschaft und Elternschaft überwiegend als endo, cis und heterosexuelle Erfahrung verhandelt, wodurch queere Schwangere und Eltern häufig Unsichtbarkeit, Irritation oder Abwertung erleben. Daraus ergibt sich die Empfehlung, Heteronormativität als strukturellen Einflussfaktor professionellen Handelns anzuerkennen. In der konkreten Praxis bedeutet dies, Sprache bewusst inklusiv zu gestalten, geschlechtliche und familiäre Zuschreibungen zu vermeiden und queere Identitäten nicht zu problematisieren oder zu exotisieren. Hebammen können aktiv signalisieren, dass unterschiedliche Geschlechtsidentitäten und Familienformen willkommen sind, etwa durch eine sensible Gesprächsführung, die respektvolle Nutzung von Pronomen und eine offene Haltung gegenüber vielfältigen Elternkonstellationen (Salden und Netzwerk Queere Schwangerschaften 2022).

Darüber hinaus können Hebammen und Gesundheitsfachkräfte dazu beitragen, queere Perspektiven sichtbar zu machen, etwa durch die Auswahl inklusiver Informationsmaterialien oder durch die explizite Thematisierung queerer Lebensrealitäten in Beratungssituationen. Dies kann das Vertrauen in eine diversitätssensible Betreuung stärken und Ängste vor Diskriminierung abbauen, die dazu führen können, dass queere Personen notwendige medizinische Versorgung verzögern oder meiden (Burrow et al. 2018; Charter et al. 2018; Malmquist et al. 2019).

Vernetzung und interprofessionelle Betreuung sollten besonders mitgedacht werden: Viele der beschriebenen Ängste und Belastungen queerer schwangerer Personen und Eltern entstehen nicht isoliert, sondern an den Schnittstellen verschiedener Versorgungs- und Unterstützungssysteme. Eine zentrale Handlungsempfehlung besteht darin, interprofessionelle Kooperationen gezielt zu nutzen, um rechtliche, medizinische und psychosoziale Unterstützungsbedarfe queerer (werdender) Eltern gemeinsam zu adressieren. Hebammen kommt hierbei eine Schlüsselrolle zu, da sie häufig kontinuierliche und vertrauensvolle Beziehungen zu schwangeren Personen und Familien aufbauen und damit frühzeitig Bedarfe erkennen können, die über die geburtshilfliche Versorgung hinausgehen. Es bietet sich an, queersensible Netzwerke mit Beratungsstellen, psychosozialen Diensten, Ärzt*innen, psychotherapeutischen Angeboten sowie Selbstvertretungs- und Community-Strukturen aktiv einzubeziehen. Insbesondere spezialisierte queere Beratungsangebote können dazu beitragen, Diskriminierungserfahrungen aufzufangen, rechtliche Unsicherheiten zu klären, psychosoziale Belastungen zu reduzieren und (werdende) Eltern zu empowern. (Queere) Familienplanung, Schwangerschaft, Geburt, Wochenbett und frühe Familienphase können so zu einer positiven und selbstbestimmten Erfahrung werden (Salden und Netzwerk Queere Schwangerschaften 2022).

5.6 Zusammenfassung und Reflexion

5.6.1 Zusammenfassung

Geschlechtsidentität umfasst ein breites Spektrum jenseits binärer Kategorien wie „Mann“ und „Frau“. Neben cis, trans* und nonbinären Identitäten existieren zahlreiche weitere Selbstbeschreibungen, die unterschiedliche Formen des Identitätserlebens abbilden. Die Vielfalt verdeutlicht, dass Geschlecht kein statisches Merkmal ist, sondern ein biografisch geprägter, dynamischer Prozess, der sich im Laufe des Lebens verändern, verdichten oder differenzieren kann. Die Entwicklung der Geschlechtsidentität beginnt früh: Kinder unterscheiden bereits im ersten Lebensjahr Geschlechter, entwickeln eine grundlegende Geschlechtszugehörigkeit etwa mit drei Jahren und ein Verständnis von Stabilität und Konstanz im Vorschulalter. Forschung zeigt jedoch, dass Identität graduell, kontextabhängig und nicht zwingend binär verläuft. Viele Menschen – auch cis Personen – erleben sowohl Männlichkeit als auch Weiblichkeit.

Trans* und nonbinäre Personen durchlaufen oft spezifische Entwicklungswege, die von Unsicherheit, innerem Coming-out, Identitätsaushandlung und schließlich gefestigter Identität geprägt sein können. Längsschnittstudien zeigen, dass trans* Kinder – ebenso wie cis Kinder – früh über eine stabile Geschlechtsidentität verfügen. Soziale und medizinische Transitionen können das Wohlbefinden erheblich stärken, sind jedoch nicht für alle Personen notwendig oder gewünscht. Gleichzeitig können geschlechtsangleichende Maßnahmen Auswirkungen auf Fertilität und Familienplanung haben, weshalb eine frühzeitige, ergebnisoffene Beratung zentral ist.

Schwangerschaft und Elternschaft können in jeder Geschlechtsidentität vorkommen. Für trans* und nonbinäre Personen ergeben sich jedoch besondere Herausforderungen: Schwangerschaft und Geburt sind gesellschaftlich stark weiblich konnotiert, was zu Geschlechtsdysphorie führen kann. Diskriminierung, Misgendern, mangelnde Sensibilität sowie strukturelle Barrieren verstärken Belastungen. Gleichzeitig zeigen Studien, dass respektvolle, informierte und sensible Betreuung durch Fachkräfte positive Erfahrungen ermöglicht und Risiko für Traumatisierung mindert.

Für die Hebammenarbeit bedeutet dies, geschlechtliche Vielfalt als selbstverständlichen Bestandteil der Betreuung anzuerkennen, geschlechtsinklusive Sprache reflektiert einzusetzen und individuelle Bedürfnisse aktiv zu erfragen. Eine diversitätssensible Gesprächsführung, transparente Kommunikation und partizipative Entscheidungsprozesse unterstützen Sicherheit, Selbstbestimmung und Vertrauen. Gleichzeitig gilt es, sprachliche Inklusivität mit dem Schutz vulnerabler Gruppen in Einklang zu bringen und situativ angemessene Begriffe zu wählen.

5.6.2 Reflexionsfragen

Zur eigenen Person:

1. Wie verlief meine geschlechtliche Identitätsentwicklung?
2. In welchen Situationen reagiere ich selbst unsicher, wenn Personen meine gewohnten Geschlechterkategorien nicht erfüllen?

Zur Gesellschaft:

3. Welche gesellschaftlichen Strukturen tragen dazu bei, dass Schwangerschaft überwiegend als weibliche Erfahrung betrachtet wird?
4. Wie beeinflussen rechtliche Regelungen wie die Definition des Begriffs „Mutter“ soziale Teilhabe und Anerkennung von Menschen, die gebären, aber keine „Mütter“ sind?

Zum Hebammenberuf:

5. Wie kann eine Hebamme konkret verhindern, dass geschlechtsspezifische Zuschreibungen während der Betreuung Geschlechtsdysphorie verstärken?
6. Welche Schritte lassen sich in der eigenen Praxis bzw. Organisation umsetzen, um strukturelle Barrieren für trans* und nonbinäre Klient*innen zu reduzieren?

Regenbogenkompetenz in der Hebammenarbeit

6

Inhaltsverzeichnis

Regenbogenkompetenz beschreibt die fachlichen, sozialen, methodischen und selbstbezogenen Fähigkeiten, die notwendig sind, um werdende Eltern in ihrer geschlechtlichen und sexuellen Vielfalt professionell zu begleiten. Dieses Kapitel führt grundlegend in das Thema ein und zeigt, warum ein sensibilisiertes Verständnis für queere Lebensrealitäten in allen Bereichen der reproduktiven Lebensphase von Bedeutung ist. Es macht deutlich, dass Familienvielfalt und unterschiedliche Geschlechtsidentitäten Teil des geburtshilflichen Alltags sind und spezifische Anforderungen an die Versorgung stellen. Ziel des Kapitels ist es, ein fundiertes und praxisbezogenes Verständnis von Regenbogenkompetenz zu vermitteln. Es beschreibt die zentralen Elemente und zeigt, wie diese in der täglichen Arbeit zusammenspielen. Darüber hinaus verweist das Kapitel auf bestehende Barrieren, strukturelle Ungleichheiten und aktuelle gesellschaftliche Entwicklungen, die Einfluss auf die Versorgung queerer Familien haben. Damit setzt das Kapitel Impulse, sich

M. Hackbart, C. Schwenger-Fink, *Geschlechtliche Vielfalt in der Hebammenarbeit*, https://doi.org/10.1007/978-3-662-73602-9_6

weitergehend mit den Anforderungen einer diversitätssensiblen, respektvollen und selbstbestimmungsorientierten Hebammenarbeit im Umgang mit vielfältigen Familienstrukturen auseinanderzusetzen.

6.1 Birth Justice

Der Umgang mit geschlechtlicher Vielfalt ist ein Teil von Birth Justice. Birth Justice kann innerhalb des allgemeineren Prinzips des Social Justice nach Young (1990) beschrieben werden, in dem sich das allgemeine Prinzip des Social Justice wiederfindet. Social Justice bezeichnet die normative Vorstellung einer gerechten Gesellschaft, in der Individuen gleichberechtigten Zugang zu Ressourcen, Teilhabe und Rechten haben (Young 1990; vgl. Czollek et al. 2019). Young (1990) betont insbesondere die strukturellen Herausforderungen mit Machtdynamiken und beschreibt Formen der Unterdrückung, die Gerechtigkeit zuwiderlaufen: Ausbeutung, Marginalisierung, Machtlosigkeit, Kulturimperialismus und Gewalt. Basierend auf unterschiedlichen theoretischen Perspektiven beschreiben Czollek et al. (2019) vier Bereiche von Social Justice:

1. Verteilungsgerechtigkeit: Alle Menschen können in physischer und psychischer Sicherheit sowie in Wohlbefinden leben, was eine gerechte Verteilung von sowohl materiellen Gütern als auch anderen Ressourcen (z. B. Aufmerksamkeit) beinhaltet.
2. Anerkennungsgerechtigkeit: Alle Menschen erhalten gesellschaftliche Anerkennung, indem sie die Möglichkeit zur Teilhabe und Partizipation an allen gesellschaftlichen Bereichen haben.
3. Befähigungsgerechtigkeit: Alle Menschen sollen nicht nur Zugang zu Ressourcen haben (z. B. Verhütungsmittel), sondern auch befähigt werden, die Ressourcen zu nutzen (z. B. sexuelle Bildung).
4. Verwirklichungsgerechtigkeit: Alle Menschen haben einen Anspruch, sich selbst zu verwirklichen und Fähigkeiten aufzubauen, inkl. körperlicher Integrität und politischer Partizipation.

Im Kontext reproduktiver Rechte entwickelte sich das Konzept der Reproductive Justice (Ross und Solinger 2017; vgl. Luna und Luker 2013), das die bloße formaljuristische Betrachtung von Gerechtigkeit kritisiert. Reproductive Justice umfasst das Recht, Kinder zu bekommen, keine Kinder zu bekommen und Kinder in sicheren, gesunden Umgebungen großzuziehen. Insgesamt verbindet Reproductive Justice das Recht auf körperliche Selbstbestimmung mit sozialen und strukturellen Bedingungen, die reproduktive Rechte erst ermöglichen. Geprägt wurde das Konzept von Schwarzen feministischen Bewegungen in den USA, um auf die unterschiedliche Betroffenheit von marginalisierten Gruppen hinzuweisen, bei der auch Intersektionalität (Crenshaw 1989, 2017) zentral ist (➔ Kap. 2).

Birth Justice als Teil der Reproductive Justice fokussiert explizit die Phasen der Schwangerschaft, der Geburt, des Wochenbetts und der frühen Familienzeit (vgl. Winkler und Babac 2022). Birth Justice betont – im Einklang mit Social und Reproductive Justice –, dass gerechte Geburtsbegleitung nicht ausschließlich durch die individuelle Betreuung erreicht werden kann, sondern dass gesellschaftliche Transformation zwingend erforderlich ist. Zudem verweist Birth Justice auf die Bedeutung menschenrechtlicher Standards in der Geburtshilfe: Der Anspruch auf eine respektvolle, informierte und selbstbestimmte Geburt ist nicht lediglich ein medizinischer, sondern ein rechtlich-ethischer Anspruch. Verletzungen dieser Rechte – etwa durch Zwangsmaßnahmen, Vernachlässigung oder entwürdigende Behandlung – sind demnach Ausdruck struktureller Gewalt.

In einer großen Kohortenstudie aus den USA (Kalifornien) zeigte sich beispielsweise, dass nichthispanische weiße Frauen im Vergleich zu Frauen einer anderen Race und/oder Ethnie die geringste Wahrscheinlichkeit für eine besonders schwere Komplikation bei der Schwangerschaft (Severe Maternal/Parental Morbidity) hatten (Leonard et al. 2019). Im Vereinigten Königreich zeigen Daten (Gallimore et al. 2025), dass der Anteil der Totgeburten sowie der Anteil der verstorbenen Neugeborenen bei weißen Kindern am geringsten war (weitere Befunde s. Winkler und Babac 2022). Dies sind Hinweise für reproduktive und geburtsbezogene Ungerechtigkeit. Einerseits kann argumentiert werden, dass nichtweiße Frauen aufgrund von zum Beispiel Wohnort und finanziellen Ressourcen einen strukturell schlechteren Zugang zur Geburtsbegleitung haben, andererseits können auch die Fachkräfte der Geburtsbegleitung nichtweiße Frauen (unbewusst) schlechter behandeln, zum Beispiel aufgrund von rassistischen Vorurteilen.

Birth Justice ist auch ein Thema für trans*, inter* und nonbinäre Personen als marginalisierte Gruppen. Insgesamt ist hier die Befundlage eher gering (vgl. Winkler und Babac 2022). Eine Analyse von Stroumsa et al. (2023) für die USA zeigte, dass es bei trans* und cis Personen keinen signifikanten Unterschied bei der Severe Parental Morbidity (hohen elterlichen Morbidität) gab, dennoch lag deskriptiv der Anteil bei trans* Personen mit 1,0 % höher als bei cis Personen mit 0,7 %. Nichtsdestotrotz brauchen trans*, inter* und nonbinäre Schwangere im Sinne der Birth Justice – und somit im Sinne der Menschenrechte – eine verteilungs-, anerkennungs-, befähigungs- und verwirklichungsgerechte Begleitung. Hierfür braucht es eine angemessene Beziehungsgestaltung (➔ Kap. 3), die jedoch aufgrund heteronormativer Strukturen herausfordernd ist.

6.2 Regenbogenfamilien: Säulen und Wege der Elternschaft

Als Regenbogenfamilie wird üblicherweise eine Familie bezeichnet, in der mindestens ein Elternteil queer ist: Die Definition erfolgt bislang über die Geschlechtlichkeit und/oder sexuelle Identität der Eltern. Allerdings bevorzugen nicht alle queeren Eltern für ihre Familien die Bezeichnung Regenbogenfamilie. Andere nutzen den Begriff hingegen explizit, um ihre Familienidentität zu stärken (Herbertz-Floßdorf 2021).

▶ **Regenbogenfamilie** Bezeichnung für eine Familie, in der mindestens ein Elternteil queer ist.

Herbertz-Floßdorf (2021, S. 22) verweist darauf, dass Regenbogenfamilien vielfältig strukturiert sein können und nennt die folgenden Beispiele:

- „Lesbische, schwule und trans* Eltern mit Kindern aus heterosexueller Lebensphase bzw. Lebensphase vor dem Coming-out
- Zwei-Mütter- oder Zwei-Väter-Familien mit leiblichen und/oder Pflege-/Adoptivkindern, die in die gleichgeschlechtliche Partnerschaft hineingeboren bzw. aufgenommen werden
- Ein-Eltern-Familien (ein Elternteil mit lesbischer, schwuler, bi, trans*- oder intergeschlechtlicher Identität)
- Familien mit Mehrelternschaft, also drei/vier oder mehr lesbische, trans*, diverse, schwule, queere Elternteile, die gemeinsam eine Familie gründen und sich als Eltern des Kindes verstehen
- Familien mit transidenten Elternteilen
- Familien mit intergeschlechtlichen/diversen Elternteilen“

Die Fachstelle Regenbogenfamilien NRW (o. J.) betont darüber hinaus die Vielfältigkeit von Regenbogenfamilien auch in Bezug auf weitere Diversitätsmerkmale, zum Beispiel in Hinsicht auf das Vorliegen einer physischen oder psychischen Behinderung oder Beeinträchtigung, Flucht-, Migrations- und/oder Rassismuserfahrungen.

In Regenbogenfamilien können drei Dimensionen von Elternschaft betrachtet werden, die Herbertz-Floßdorf (2021) als sogenannte Säulen der Elternschaft beschreibt: (1.) genetische bzw. biologische Elternschaft, (2.) rechtliche Elternschaft und (3.) soziale Elternschaft. Zumeist werden diese Säulen von mehr als zwei Personen getragen.

Unter biologischer Elternschaft wird eine physische, vorgeburtliche Verbindung zwischen Eltern und Kind verstanden, die in der Regel durch eine Schwangerschaft entsteht. Diese muss jedoch nicht zwingend mit einer genetischen Elternschaft übereinstimmen. So ist beispielsweise die Eizellspende in Deutschland gesetzlich nicht zulässig, wird jedoch in mehreren europäischen Nachbarländern praktiziert: Aus diesem Grund gibt es in Deutschland auch lesbische Mütter, bei denen eine Partnerin die Eizelle der anderen austrägt und das Kind zur Welt bringt. In solchen Fällen fallen biologische und genetische Elternschaft auseinander. In Familien mit lesbischen Elternkonstellationen besteht häufig eine biologische oder genetische Elternschaft durch eine der beiden Mütter. Aber auch bei trans* Personen kann unter bestimmten Voraussetzungen eine biologische bzw. genetische Elternschaft beider Elternteile gegeben sein. Zur Herbeiführung einer Schwangerschaft kann darüber hinaus auch eine Spermaspende verwendet werden, die entweder privat oder über eine medizinische Einrichtung erfolgt. Die*der Samenspender*in gilt in diesem Fall rechtlich als Spender*in und nicht als „Vater" des Kindes (§ 1600d Abs. 4 BGB). Wird hingegen eine Mehrelternschaft angestrebt, kann die (privat) samenspendende Person neben der biologischen auch eine soziale und/oder rechtliche Elternrolle einnehmen.

Die rechtliche Elternschaft kann in Deutschland von einer oder höchstens zwei Personen übernommen werden. Ein Kind oder ein*e Jugendliche*r kann somit nach geltendem Recht nicht mehr als zwei rechtliche Elternteile haben (§§ 1591,1592 BGB und §§ 1754, 1755 BGB): Als rechtliche Mutter gilt stets die Person, die das Kind geboren (§ 1591 BGB) oder nach § 1754 BGB (Volladoption) bzw. § 1755 BGB (Stiefkindadoption) angenommen hat. Der rechtliche Vater ist entweder die Person, deren Vaterschaft gerichtlich festgestellt oder offiziell anerkannt wurde, oder eine Person mit männlichem Personenstand, die zum Zeitpunkt der Geburt mit der „Mutter" des Kindes verheiratet ist (§ 1592). In letzterem Fall greift die sogenannte Vaterschaftsvermutung des Ehemanns. Ebenso ist rechtlicher Vater eines Kindes, der es durch (Stiefkind-)Adoption angenommen hat (§§ 1754, 1755 BGB). Stiefkindadoption bedeutet, dass die Verwandtschaftsverhältnisse nur zu dem Elternteil, der durch die Adoption ersetzt wird, erlöschen. Das rechtliche Eltern-Kind-Verhältnis zum leiblichen bzw. bereits rechtlichen Elternteil bleibt bestehen. Ziel ist somit nicht der Austausch beider Eltern, sondern die Ergänzung um einen weiteren rechtlichen Elternteil. Seit der sogenannten Ehe für alle (Gesetz zur Einführung des Rechts auf Eheschließung für Personen gleichen Geschlechts, BGBl 2017 I Nr. 52 vom 28.07.2017) können gleichgeschlechtliche Paare heiraten, wodurch für sie die gleichen Adoptionsrechte wie für verschiedengeschlechtliche Paare gelten (LSVD^{+} – Verband Queere Vielfalt (LSVD+) 2022). Dadurch ist es zum Beispiel einem nicht genetischen Vater möglich, das leibliche Kind seines Ehegatten per Stiefkindadoption anzunehmen.

Bei der sozialen Elternschaft geht es um fürsorgende Fürsorgetätigkeiten wie zum Beispiel Pflege, emotionale Begleitung, monetäre Unterstützung oder auch (kognitive) Lernbegleitung. Trotz dieser immens wichtigen Aufgaben erfährt sie gesellschaftlich und politisch wenig Wertschätzung und Anerkennung – was mitunter auch mit der Bewertung von Caregiver-Tätigkeiten in der und durch die Gesellschaft im Allgemeinen zusammenhängt. In Bezug auf die soziale Elternschaft betont Herbertz-Floßdorf (2021) die besondere Bedeutung für Regenbogenfamilien, da sie zumindest für ein Elternteil oft die einzige Rolle offenbart, die übernommen werden kann (es sei denn, es kommt zur Stiefkindadoption und damit zur rechtlichen Elternschaft).

In Bezug auf die Entwicklung von Kindern aus Regenbogenfamilien zeigte sich, dass diese sich genauso wie Kinder aus heteronormativen Familien entwickeln; stellenweise finden sich sogar positivere Entwicklungen in Regenbogenfamilien (Imrie und Golombok 2020; Suárez et al. 2023). Dies lässt sich unter anderem mit mehr Flexibilität, Kreativität und Intentionalität bei queeren Eltern im Umgang mit ihren Kindern begründen (Farr et al. 2022). Die Befunde zu trans * Elternschaft sind vergleichsweise rar, weisen aber auf die gleichen Ergebnisse hin: Kinder von trans* Eltern entwickeln sich genauso gut oder schlecht wie in heteronormativen Familien (vgl. Imrie und Golombok 2020). Negative Einflüsse auf die Entwicklung von Kindern in Regenbogenfamilien gibt es hauptsächlich durch erlebte Stigmatisierung und Diskriminierung (vgl. Imrie und Golombok 2020).

Die American Psychological Association (2020) fasst die empirischen Befunde zu queerer Elternschaft wie folgt zusammen:

- Queere Eltern bieten ihren Kindern ebenso wie nichtqueere Eltern ein unterstützendes und gesundes Umfeld.
- Die Entwicklung und das psychische Wohlbefinden von Kindern mit queeren Eltern sind genauso gut wie von Kindern mit ausschließlich nichtqueeren Eltern.
- Es gibt Hinweise, dass die Erfahrungen queerer Eltern mit größeren sozialen, systemischen, kulturellen und strukturellen Herausforderungen verbunden sein können (auch wegen intersektionaler Diskriminierung aufgrund von Race).

Zusammenfassend hebt Herbertz-Floßdorf (2021) hervor, dass die Familienidentität und das gesunde Aufwachsen eines Kindes über die Fürsorge füreinander und den liebevollen Umgang miteinander geprägt werden. Weniger bedeutend ist die Genetik oder die Rechtslage. Hebammen haben das Potenzial, während Schwangerschaft, Geburt und Wochenbett das Familiensystem zu stärken.

6.3 Regenbogenkompetenz

Um eine Regenbogenfamilie bzw. queeres Familiensystem angemessen unterstützen zu können, ist die sogenannte Regenbogenkompetenz wichtig. Unter Regenbogenkompetenz wird die Fähigkeit von Fachkräften verstanden, queeren Personen professionell, reflektiert und diversitätssensibel zu begegnen (Schmauch 2020). Das Konzept kommt – angelehnt an verwandte Konzepte wie Gender- und interkulturelle Kompetenz – aus dem sozialen Bereich, lässt sich aber auch auf andere Kontexte, wie beispielsweise die Hebammenarbeit, übertragen.

▶ **Regenbogenkompetenz** Professionelle Fähigkeit, diversitätssensibel mit queeren Personen zu interagieren.

Regenbogenkompetenz muss im Sinne der Gesundheitsdefinition der Weltgesundheitsorganisation von 1948 (World Health Organization 2020) als Bestandteil einer ganzheitlichen, menschenrechtsbasierten Gesundheitsversorgung verstanden werden. Sie ermöglicht es, geschlechtliche und sexuelle Vielfalt nicht als Ausnahme, sondern als integralen Bestandteil professioneller Versorgungspraxis zu begreifen. Für die Hebammentätigkeit bedeutet dies, sowohl fachlich fundiert als auch empathisch und respektvoll zu handeln – unabhängig von der Geschlechtlichkeit der betreuten Person(en).

Schmauch (2020, S. 309–310) differenziert auf Basis der Arbeiten von Löcherbach (z. B. Löcherbach 2002) vier Bereiche der Regenbogenkompetenz:

1. „Sachkompetenz: Wissen über die heterosexuelle Mehrheitsgesellschaft, über sexuelle und geschlechtliche Minderheiten, ihre Lebenslagen, Diskriminierungen und Ressourcen,
2. Sozialkompetenz: Kommunikations- und Kooperationsfähigkeit im Bereich sexueller und geschlechtlicher Vielfalt,
3. Methodenkompetenz: Handlungsfähigkeit und Verfahrenswissen im Bereich sexueller Orientierung und geschlechtlicher Vielfalt
4. Selbstkompetenz: Reflexion eigener Gefühle, Werte und Vorurteile in Bezug auf sexuelle Vielfalt.“

Die vier Bereiche die Regenbogenkompetenz im Umgang mit geschlechtlichen Minoritäten kann in der Hebammenarbeit im Sinne einer beruflichen Handlungskompetenz aufgefasst werden und umfassen verschiedene praktische Anknüpfungspunkte (fiktive Fallbeispiele s. Tab. 6.1). Aus dem Zusammenspiel von Sach-, Me-

Tab. 6.1 Anknüpfungspunkte für Regenbogenkompetenz in ausgewählten Situationen der Hebammenarbeit

Fallsituation	Regenbogenkompetenz
Sachkompetenz	
Die Hebamme organisiert eine Fortbildungsveranstaltung zum Thema „Regenbogenfamilien und Regenbogenkompetenz". Inhaltlich werden u. a. die soziale, biologisch-genetische und rechtliche Elternschaft thematisiert. Im Workshop-Charakter werden in Anlehnungen an mögliche Herausforderungen für Regenbogenfamilien Unterstützungsmöglichkeiten erarbeitet. Augenmerk liegt dabei darauf, Unterschiedlichkeit als Normalität in einer pluralistischen Gesellschaft anzuerkennen und sie darüber hinaus als Bereicherung zu verstehen	• Der Hebamme ist es möglich, Wissen über die Lebenssituation und Potenziale von Regenbogenfamilien zu generieren: Inkludiert sind hierbei die sogenannten Säulen der Elternschaft (Herbertz-Floßdorf 2021), die Berücksichtigung möglicher familiärer Besonderheiten und Ressourcen, der innerfamiliären Beziehungsstrukturen und Rollendefinitionen sowie spezielle Herausforderungen aufgrund der Familienstruktur. • Die Hebamme nimmt Regenbogenfamilien als Vielfalt von Familienkonzepten wahr sowie als Möglichkeitsraum für individuelle Beziehungsstrukturen und neue Rollendefinitionen (LSVD⁺ o. J.; Schmauch 2020).
Sozialkompetenz	
Die Hebamme bestärkt eine junge, motivierte trans* Mutter darin, ihre Idee umzusetzen, einen Gemeinderaum als Vielfaltscafé für Familien zu etablieren. Die Hebamme berichtet, dass ein ähnliches Projekt in der benachbarten Stadt Erfolg hatte – und bietet ergänzend an, den Kontakt zu der ihr bekannten zuständigen kommunalen Fachkraft herzustellen	• Die Hebamme erkennt die Motivation ihrer Betreuten als Stärke und bindet sie als Ressource in den Beratungsprozess ein (Klein 2010). • Die Hebamme nutzt ihre persönlichen Vorerfahrungen/Fachexpertise (Büthe und Schwenger-Fink 2017), um die junge trans* Mutter zu ermutigen, für deren Bedarfe und Bedürfnisse einzutreten • Die Hebamme arbeitet interdisziplinär und multiprofessionell: Sie stellt den Kontakt zu anderen Fachkräften her, erleichtert ihrer Betreuten dadurch den Zugang zu benötigter Unterstützung und bestärkt sie in der eigenen Gesundheitskompetenz, Netzwerke mit anderen (Regenbogen-)Familien aufzubauen (physisches, psychisches und soziales Wohlbefinden).

(Fortsetzung)

Tab. 6.1 (Fortsetzung)

Fallsituation	Regenbogenkompetenz
Methodenkompetenz	
Eine werdende Regenbogenfamilie, bestehend aus zwei Frauen sowie einem Mann, die gemeinsam die soziale werdende Elternschaft für das ungeborene Kind übernehmen möchten, hat den Wunsch, gemeinsam an einem Paar-Geburtsvorbereitungskurs teilzunehmen. Da die werdenden Eltern gut verdienen, ist es kein Problem, die Teilnahme des dritten werdenden Elternteils selbst zu finanzieren. Die Hebamme freut sich auf neue Impulse und plant die drei Personen für den Geburtsvorbereitungskurs entsprechend ein und ändert klassische Partner*inübungen leicht ab, sodass sie ohne großen Aufwand auch von einer Dreiergruppe durchgeführt werden können	• Die Hebamme nutzt ihr Verfahrenswissen, um flexibel und situativ zu handeln und individuelle Bedarfe und Bedürfnisse zu berücksichtigen (LSVD⁺ o. J.; Schmauch 2020). • Die Hebamme nutzt Vielfalt als Ressource i. S. inklusionssensiblen und lebenslangen Lernens und Lehrens – auch hinsichtlich der Weiterentwicklung der eigenen Methodenkompetenz (Netzwerk Stiftungen und Bildung 2021). • Die Hebamme muss ihren erprobten „Methodenkoffer“ für Regenbogenfamilien nicht extra neu erfinden (LSVD⁺ o. J.).
Selbstkompetenz	
Eine Familie besteht aus zwei werdenden Müttern, die ihr erstes gemeinsames Kind erwarten. Da eine der Mütter trans* ist, besteht die genetische bzw. biologische Elternschaft beider Mütter: Durch das Sperma der trans* Mutter konnte eine Schwangerschaft bei der Partnerin herbeigeführt werden. Beiden werdenden Müttern ist eine respektvolle und wertschätzende Begleitung von größter Bedeutung, da sie bereits über diskriminierende Erfahrungen im Gesundheitssystem verfügen. Die Hebamme übernimmt offen und zugewandt die Betreuung.	• Die Hebamme reflektiert in ihrer täglichen Arbeit mit werdenden (Regenbogen-)Familien eigene Gefühle, Vorurteile und Werte in Bezug auf Familienformen, um sich derer bewusst zu werden (Klein 2010). • Im Wissen um eigene Vorstellungen und Wertmaßstäbe gelingt es der Hebamme, die Betreuung sensibel für Vorurteile und Stereotype zu gestalten (LSVD⁺ o. J.; Schmauch 2020). • Die Hebamme macht sich bewusst, dass sie als Fachkraft in einer besonderen Verantwortung steht, die z. B. auch die Wirkung nach außen, auf andere (werdende) Eltern oder Kolleg*innen, betrifft: Inklusion durch Inklusion (Barth et al. 2017).

thoden-, Selbst- und Sozialkompetenz ergibt sich auf der Metaebene die berufliche Handlungskompetenz. Die Erweiterung des Konzepts „Familie“ kommt dabei der Begleitung aller Familienformen zugute.

Für den Umgang mit queeren Themen in der Hebammenarbeit können zudem auch die „Dos und Dont's“ der Beratung von Noyon und Heidenreich (2025) zugrunde gelegt werden:

- Etablierung und Zeigen einer affirmativen Grundhaltung: Die Person ist in Ordnung, wie sie ist.
- Offene Kommunikation von Wissenslücken: Es sollte nachfragt werden, wenn Konzepte und Begriffe aus der queeren Lebenswirklichkeit nicht bekannt sind. Hier ist allerdings eine Sensibilität gefragt, denn Klient*innen sind nicht als „Lehrpersonen“ zu instrumentalisieren.
- Kennen der eigenen Grenzen und Weiterverweisung: Bei mangelnder Kompetenz im Umgang mit spezifischen Situationen, sodass die Betreuungsqualität darunter leiden könnte, sollten weitere Informationen eingeholt werden und/oder Klient*innen (punktuell) weiterverwiesen werden.
- Vermeidung von Kränkung als Reaktion auf Kritik: Feedback, auch negatives, ist als Geschenk zu sehen, woran man wachsen kann.
- Vermeidung von Intellektualisierung an den Bedürfnissen der Klient*innen vorbei: Eine „Erklärung“ der Welt in Bezug auf queere Lebenswirklichkeiten ist problematisch – insbesondere, wenn sie mit Kritik einhergeht.
- Vermeidung von persönlicher Neugier: Fragen zur queeren Lebenswirklichkeit sind nur zulässig, wenn sie zur Betreuung hilfreich sind.

Neben den interaktionalen Anknüpfungspunkten betont Schmauch (2020) auch die Bedeutsamkeit von institutionellen Rahmenbedingungen für Regenbogenkompetenz: Die vier Kompetenzen beziehen sich auf die einzelne Fachkraft. Ihre Entfaltung ist jedoch untrennbar mit einem unterstützenden institutionellen Rahmen verknüpft, der ihre Entwicklung ermöglicht. Ohne eine queerfreundliche Institution bleibt individuelle Regenbogenkompetenz mit hoher Wahrscheinlichkeit wirkungslos – und umgekehrt kann eine queerfreundliche Institution ohne regenbogenkompetente Fachkräfte die Interessen ihrer Klient*innen nicht wirksam vertreten. Hebammen sollten daher nicht nur im direkten Klient*innenkontakt diversitätssensibel agieren, sondern auch strukturelle Defizite erkennen und ggf. auf Veränderungen im eigenen Arbeitskontext hinwirken.

Zur Reflexion geschlechtlicher Vielfalt und Stärkung der (strukturellen) Regenbogenkompetenz im Kontext der Hebammenarbeit kann sich abschließend an den Empfehlungen des LSVD⁺ (o. J.) orientiert werden:

- Überarbeitung von Leitbildern sozialer/gesundheitlicher Einrichtungen und LSBTI*-inklusive Ausgestaltung
- Mitdenken von LSBTI* als Querschnittsthema in allen Bereichen
- Reflexion der Haltung im Umgang mit LSBTI*-Themen
- Vernetzung und Kooperation auch über die eigene Disziplin hinaus
- Respekt vor Anderssein und Akzeptanz von Fremdheit
- Schaffung von Handlungsspielräumen (gesetzlich, finanziell, räumlich)
- Integration sexueller und geschlechtlicher Vielfalt in Aus- und Weiterbildungen

Idealerweise spiegelt sich Regenbogenkompetenz auch auf der Makroebene in der Hebammenwissenschaft sowie in Fachgesellschaften wider.

6.4 Professionsethische Perspektiven auf geschlechtliche Vielfalt

Um gesellschaftlichen Entwicklungen und ebenso dem AGG (für medizinische Behandlungsverträge s. Antidiskriminierungsstelle des Bundes 2020) gerecht zu werden, ist eine Reflexion geschlechtlicher Vielfalt erforderlich. Dies muss sich auch in einer klareren Berücksichtigung entsprechender Aspekte in ethischen Standards niederschlagen.

Im Leitbild der Deutschen Gesellschaft für Hebammenwissenschaft (o. J.) wird die Perspektive nicht explizit auf die geschlechtliche Vielfalt der Klient*innen gerichtet. Stattdessen wird die Verpflichtung auf einen salutogenetischen und ressourcenorientierten Betreuungsansatz, der die Selbstbestimmung von „Frauen und ihren Familienmitgliedern" (Deutsche Gesellschaft für Hebammenwissenschaft o. J.) und deren individuelle Bedürfnisse berücksichtigt, herausgestellt. Etwas deutlicher erfolgt dies in der Stellungnahme zum sogenannten Selbstbestimmungsgesetz für geschlechtliche Vielfalt (Kretschel-Kratz 2024, S. 42): „Für die sexuelle und reproduktive Gesundheit Schwangerer, Gebärender und junger Eltern sind die Selbstbestimmung über den eigenen Körper, Entscheidungsfreiheit in sexuellen, geschlechtlichen und reproduktiven Fragen sowie die gleichberechtigte Teilhabe von Schwangeren und jungen Eltern an allen gesellschaftlichen Teilbereichen unabdingbar."

In seinem Leitbild beschreibt der DHV (2018) sein Selbstverständnis und die Grundlage des professionellen Handelns. Demnach setzt sich die Berufsgruppe zum Ziel, die gesundheitliche Versorgung von „Frauen, Säuglingen und Familien" (DHV 2018, S. 8) während der gesamten reproduktiven Phase zu gewährleisten – und ihr gesundheitliches und emotionales Wohlergehen zu stärken und zu fördern.

In der aktualisierten, revidierten Version der ethischen Prinzipien (DHV 2024) wird herausgestellt, dass Hebammen frei von Diskriminierung die körperlichen, seelischen, sozialen und kulturellen Bedürfnisse der ihr anvertrauten Menschen achten sowie dass sie sich ihrer gesellschaftlichen Rolle und der daraus resultierenden Verantwortung bewusst sind. Die Berücksichtigung geschlechtlicher Vielfalt wird dabei explizit reflektiert: „Wir sehen uns als Vertreter*innen und Unterstützer*innen für Frauen und ihre Familiensysteme. Es sind alle Personen gemeint, in jeder Geschlechtsidentität und/oder sexuellen Orientierung, die wir betreuen und begleiten. Das Wort Frau, welches binär genau eine Geschlechtsidentität beschreibt, wird mit Bedacht von uns verwendet. Nach unserer Auffassung existiert noch immer keine Geschlechtergerechtigkeit. Diese Ungerechtigkeit wird durch das nicht Verwenden oder Umschreiben des Wortes Frau weiter unterstützt. Wir wissen und respektieren, dass es Menschen gibt, die ein Kind bekommen, die sich nicht als weiblich identifizieren. Wir empfehlen, dass die in der Begleitung dieser Menschen verwendete Sprache und Terminologien von ihnen selbst gewählt wird" (DHV 2024, S. 3). Kritisch kann angemerkt werden, dass durch die ausschließliche Verwendung der frauenfokussierten Begriffe, wenn nicht nur endo cis Frauen adressiert werden sollen, andere Geschlechtsidentitäten unsichtbar gemacht werden – was gegen den Anspruch steht, alle Personen gleichermaßen zu betreuen.

Wesentlich für die Positionierung für geschlechtliche Vielfalt ist ein Beschluss für Menschenwürde, Respekt und Toleranz (DHV 2021). Es wird sich gegen jede Form von Diskriminierung gerichtet, was die Begleitung von Familien „unabhängig von ethnischer, sozialer oder religiöser Herkunft, Geschlecht, Alter, Weltanschauung, sexueller Identität, materieller Situation, Handicap, Beeinträchtigung, Pflegebedürftigkeit oder Krankheit" (DHV 2021, S. 1) inkludiert.

Insgesamt zeigt sich ein Familienverständnis, das Kinder unabhängig von der jeweiligen Lebensform der Eltern einbezieht und vielfältige Rollenbilder sowie unterschiedliche Familienmodelle selbstverständlich anerkennt – wenngleich der Fokus nach wie vor auf heteronormativen Familien liegt. Chancengleichheit, Gleichberechtigung, gesellschaftliche Vielfalt, soziale Teilhabe, Gerechtigkeit und demokratische Mitbestimmung gelten dabei als grundlegende Werte in der Hebammenarbeit. Ebenso zählen das Recht auf sexuelle und reproduktive Selbstbestimmung sowie eine klare Haltung gegen jegliche Diskriminierung zu den ethischen Leitlinien der Hebammenprofession. In diesem Rahmen muss auch die affirmative Haltung gegenüber trans*, inter* und nonbinären Personen als zentraler Bestandteil einer menschenrechtsorientierten Hebammenarbeit verstanden werden.

6.5 Aus-, Fort- und Weiterbildung

Bezugsrahmen für die professionelle Reflexion geschlechtlicher Vielfalt und den Erwerb von Regenbogenkompetenz sind der gesellschaftliche Wandel und die Lebensentwürfe der Klient*innen: Hebammenarbeit geschieht innerhalb von gesetzlichen Rahmenbedingungen und deren Anpassungen (➔ Kap. 1), also dass trans*, inter* und nonbinäre Personen nun häufiger Eltern werden (➔ Kap. 5) sowie inter* Kinder besonderen Schutz erhalten (➔ Kap. 4). Diese Veränderungen spiegeln sich auch in den Vorgaben für die Ausbildung von Hebammen wider: Geschlechtliche Vielfalt muss inhaltlich Raum erhalten, was entsprechend auch in der Studien- und Prüfungsverordnung für Hebammen (HebStPrV) festgelegt ist:

- Die Absolvent*innen „erkennen die besondere Bedarfslage von intergeschlechtlichen Neugeborenen und Säuglingen oder von Neugeborenen und Säuglingen mit Behinderung und wirken bedarfsabhängig auf Unterstützungsmaßnahmen hin" (Anlage 1, I, 3j).
- Die Absolvent*innen „berücksichtigen und unterstützen die Autonomie und Selbstbestimmung der Frauen unter Einbezug ihrer Rechte, ihrer konkreten Lebenssituation, der ethnischen Herkunft, dem sozialen, biografischen, kulturellen und religiösen Hintergrund, der sexuellen Orientierung und Transsexualität, Intergeschlechtlichkeit sowie der Lebensphase der Frauen und ihrer Familien"[1] (Anlage 1, III, 1).

Allerdings haben nicht alle aktuell tätigen Hebammen eine akademische Ausbildung absolviert, die geschlechtliche Vielfalt als Thema inkludierte. Für den Aufbau von Regenbogenkompetenz müssen diese Hebammen entsprechend fortgebildet werden. Zudem müssen sich Hebammen regelmäßig – im Sinne des lebenslangen Lernens – mit aktuellen Erkenntnissen, auch in Bezug auf Geschlechtlichkeit, auseinandersetzen.

Derzeit berichten Hebammen oft über Unsicherheiten im Umgang mit queeren Klient*innen. Arias et al. (2021) bestimmten dabei zwei Hauptthemen, die für Hebammen relevant zu sein scheinen und die sowohl in grundständiger Aus- wie Fort- und Weiterbildung Berücksichtigung erfahren sollten:

1. Üben von Offenheit: (a) Hinterfragen von Annahmen und (b) Entwicklung von Selbstreflexion
2. Kultivierung von Offenheit: (a) Herausforderung und Unbehagen als Teil des Lernprozesses sowie (b) sichere Räume/Safer Spaces für das Lernen, in denen Fehler gemacht werden können

[1] Der Begriff „Transsexualität" ist zu vermeiden, da er pathologisierend erlebt werden kann.

Zur Aus- und Weiterbildung im Kontext geschlechtlicher Vielfalt und Regenbogenkompetenz empfiehlt der LSVD⁺ (o. J.) die Durchführung von Teamfortbildungen und die Entwicklung gemeinsamer Haltungen (Team, Leitung, Trägerkonzeption, Leitbild), die Integration von Regenbogenkompetenz in die eigene Fachlichkeit und Berufsrolle, die Bereitstellung sicherer Räume zur Reflexion von Gefühlen und Einstellungen der Fachkräfte (Supervision, Teambesprechung), klare Absprachen zum Umgang bei queerfeindlichem Mobbing und dessen Verankerung in institutionelle Strukturen, die Kooperation mit spezialisierten Einrichtungen, die Entwicklung zielgruppenspezifischer Angebote sowie die Herstellung von Sichtbarkeit queerer Lebensweisen. Eine Möglichkeit zur fachlichen Weiterbildung bietet die Plattform InTraHealth (o. J.), eine kostenfreie Lernplattform für Fachkräfte im Gesundheitswesen, die in Kooperation mit der Fachhochschule Dortmund, der Technischen Hochschule Köln und den Kliniken Köln entstand. Sie vermittelt wissenschaftlich fundiertes und praxisnahes Wissen zur Gesundheitsversorgung von inter* und trans Personen anhand von Lernmodulen, Fallbeispielen und Reflexionsaufgaben, die zeit- und ortsunabhängig bearbeitet werden können.

Tab. 6.2 Liste von ausgewählten Organisationen für queere Themen

Organisation	Link
Spezifische Organisationen für Geburtshilfe und Regenbogenfamilien	
Bundesinteressengemeinschaft Regenbogenfamilien-Fachkräfte	https://big-regenbogenfamilien.de/
Fortbildungskollektiv Queer*sensible Geburtshilfe	https://www.queersensible-geburt.com/
Initiative Regenbogenfamilien (ILSE)	https://www.lsvd.de/de/ct/998-Wo-finde-ich-andere-Regenbogenfamilien
Netzwerk Queere Schwangerschaften	https://queere-schwangerschaften.de/
Diverse regionale Gruppen und Angebote für Regenbogenfamilien	
Allgemeine, bundesweite Organisationen für queere Themen	
Akademie Waldschlösschen	https://waldschloesschen.org/
Bundesstiftung Magnus Hirschfeld	https://mh-stiftung.de/
Bundesverband Intergeschlechtliche Menschen	https://im-ev.de/
Bundesverband Trans* (BVT*)	https://www.bundesverband-trans.de/
Deutsche Gesellschaft für Trans*- und Inter*geschlechtlichkeit (dgti)	https://dgti.org/
Internationale Vereinigung Intergeschlechtlicher Menschen (IVIM/OII Germany)	https://oiigermany.org/
LSVD⁺ – Verband Queere Vielfalt	https://www.lsvd.de/
Verein Queere Bildung	https://queere-bildung.de/

Im Kontext des primärqualifizierenden Studiums erfolgt die Umsetzung entsprechend in den hochschulspezifischen Modulen (zumeist als Querschnittsthema). Im Rahmen der beruflichen Fortbildung existieren verschiedene Angebote in Weiterbildungs- und Erwachsenenbildungseinrichtungen. Auch Organisationen der Zivilgesellschaft bieten Informationen und Fortbildungen an (Tab. 6.2).

6.6 Verweisungskompetenz

Die Verweisungskompetenz beschreibt die Fähigkeit von Fachkräften, Klient*innen situationsangemessen an geeignete Unterstützungs- oder Hilfsangebote weiterzuleiten. Sie setzt voraus, dass man die eigenen fachlichen Grenzen erkennt (im Sinne der Selbstkompetenz) und gleichzeitig ein gutes Wissen über vorhandene Netzwerke, Institutionen und Zuständigkeiten besitzt. Dabei geht es nicht nur um das reine Verweisen, sondern auch darum, den Übergang professionell zu begleiten – also transparent zu erklären, warum eine Weitervermittlung sinnvoll ist, Vertrauen zu erhalten und die Klient*innen im Prozess zu unterstützen. Diese Kompetenz verbindet somit fachliches Urteilsvermögen mit sozialer Sensibilität. Verweisungskompetenz gilt als wichtiger Bestandteil professionellen Handelns in Beratungs-, Bildungs- und Gesundheitskontexten, da sie dazu beiträgt, passgenaue Hilfe sicherzustellen und die Zusammenarbeit zwischen unterschiedlichen Akteur*innen des Hilfesystems zu stärken.

Hebammen sollten im Umgang mit geschlechtlicher Vielfalt grundlegend ausgebildet sein, um trans*, inter* und nonbinäre Klient*innen – sowohl Eltern als auch Kindern und anderen Angehörigen – eine gute Betreuung zu ermöglichen. Dabei sind sie Expert*innen für die Themen Schwangerschaft, Geburt sowie Wochenbett und sie haben einen klaren Auftrag innerhalb der Familien. Für besondere Situationen, in denen die einzelne Hebamme an die Grenzen der Kompetenz kommt, sollte sie sich vernetzen und weiterbilden. Wenn Grenzen des Auftrags überschritten werden könnten, ist es im Sinne der Verweisungskompetenz hilfreich, an zum Beispiel queere Selbstorganisationen zu vermitteln (Tab. 6.2). Dies kann im Fall einer schwangeren Frau mit einem inter* Kind hilfreich sein oder für den Umgang mit der eigenen Schwangerschaft bei trans* und nonbinären Personen.

6.7 Zusammenfassung und Reflexion

6.7.1 Zusammenfassung

Birth Justice ist ein Ansatz, der reproduktive Rechte mit sozialen und strukturellen Bedingungen verbindet. Er betont, dass eine gerechte Geburtsbegleitung mehr erfordert als individuelle Betreuung – nämlich gesellschaftliche Rahmenbedingungen, die Diskriminierung verhindern und Selbstbestimmung ermöglichen. Ungleichheiten in Morbidität, Mortalität und Zugang zur Versorgung zeigen, dass marginalisierte Gruppen, darunter nichtweiße sowie trans*, inter* und nonbinäre Menschen, strukturell benachteiligt sind. Birth Justice fordert daher eine menschenrechtsbasierte Betreuung rund um die Geburt, die Verteilungs-, Anerkennungs-, Befähigungs- und Verwirklichungsgerechtigkeit sicherstellt.

Regenbogenfamilien umfassen vielfältige Familienformen, in denen mindestens ein Elternteil queer ist. Elternschaft kann sich dabei auf biologisch-genetische, rechtliche und soziale Dimensionen verteilen, die nicht immer deckungsgleich sind. Trotz rechtlicher Hürden – etwa durch das Abstammungsrecht – zeigt die Forschung, dass Kinder aus Regenbogenfamilien ebenso gesund aufwachsen wie andere Kinder. Belastend wirken vor allem gesellschaftliche Vorurteile und Diskriminierung.

Regenbogenkompetenz beschreibt die Fähigkeit von Fachkräften, queere Menschen professionell und diversitätssensibel zu begleiten. Sie umfasst Sach-, Sozial-, Methoden- und Selbstkompetenz und gilt als Bestandteil einer menschenrechtsorientierten Gesundheitsversorgung. Hebammen sollen Vorurteile reflektieren, Vielfalt anerkennen und ihre Methoden flexibel an unterschiedliche Familienformen anpassen. Gleichzeitig sind queerfreundliche institutionelle Bedingungen nötig, damit individuelle Kompetenzen wirksam werden.

In Aus- und Weiterbildung sollte geschlechtliche Vielfalt systematisch verankert werden, um Unsicherheiten abzubauen und diskriminierungssensibles Handeln zu stärken. Die gesetzlichen Vorgaben fordern explizit die Berücksichtigung geschlechtlicher und sexueller Vielfalt als Thema in der hochschulischen Hebammenausbildung. Neben Wissen ist auch Verweisungskompetenz essenziell, damit Hebammen ihre fachlichen Grenzen erkennen und Klient*innen bei Bedarf an spezialisierte Stellen weiterleiten können.

Insgesamt zeigt sich, dass geschlechtliche Vielfalt ein zentraler Bestandteil moderner Hebammenarbeit ist. Eine diversitätssensible, reflektierte und menschenrechtsorientierte Begleitung stärkt Klient*innen, reduziert strukturelle Ungleichheit und fördert eine gerechte Versorgung aller Familienformen.

6.7.2 Reflexion

Zur eigenen Person:

1. Welche Stärken und Schwächen nehme ich bei meiner Sach-, Methoden-, Sozial- und Selbst- bzw. beruflichen Handlungskompetenz wahr?
2. Welche queeren Organisationen kenne ich?

Zur Gesellschaft:

3. Welche gesellschaftlichen Strukturen verhindern, dass trans*, inter* und nonbinäre Personen als Teil der gebärenden Gruppe sichtbar werden?
4. Wie wird über Birth Justice in der Gesellschaft diskutiert?

Zum Hebammenberuf:

5. Welche Fort- und/oder Weiterbildungsformate für eine professionelle Hebammenbetreuung im Kontext geschlechtlicher Vielfalt erachte ich als sinnvoll? Welche Bedarfe und Bedürfnisse sehe ich in Bezug auf Fort- und Weiterbildungen zum Thema geschlechtliche Vielfalt?
6. Wie kann ich meinen beruflichen Handlungsspielraum nutzen, um andere Hebammen und Kolleg*innen für Regenbogenkompetenz zu sensibilisieren?

Nachwort: Eine Utopie queer- und geschlechtssensibler Hebammenarbeit

Stellen wir uns eine Hebammenarbeit vor, in der geschlechtliche Vielfalt nicht erklärt, verteidigt oder besonders markiert werden muss, weil sie selbstverständlicher Teil professioneller Praxis ist. Eine Hebammenarbeit, die nicht vom binären Geschlechtsmodell ausgeht, sondern vom Menschen in seiner ganzen biopsychosozialen Komplexität. In dieser Utopie begegnet jede Betreuungssituation einer Haltung, die Vielfalt nicht nur duldet, sondern aktiv wertschätzt – als Ressource, nicht als Abweichung.

In dieser Zukunft betreten Menschen die Begleitung rund um die Geburt mit dem Wissen, gesehen zu werden: in ihrer Geschlechtsidentität, ihrem Körper, ihren Familienkonstellationen und Lebensrealitäten. Formulare fragen nicht nach „Mutter“ und „Vater“, sondern nach Eltern, Bezugspersonen oder Sorgeberechtigten. Sprache ist flexibel, respektvoll und dialogisch. Pronomen werden nicht vermutet, sondern erfragt. Hebammen wissen, dass Worte Macht haben – und nutzen sie, um Sicherheit, Vertrauen und Zugehörigkeit zu schaffen. Queersensible Hebammenarbeit in dieser Utopie ist machtkritisch. Hebammen sind sich ihrer professionellen Autorität bewusst und reflektieren kontinuierlich, wie gesellschaftliche Normen, eigene Prägungen und institutionelle Strukturen ihr Handeln beeinflussen. Sie wissen, dass Diskriminierung nicht nur in offenen Übergriffen liegt, sondern auch in unausgesprochenen Annahmen, Blicken und Routinen. Deshalb verstehen sie Reflexion nicht als Zusatz, sondern als Kern ihrer Professionalität. Supervision, Fortbildung und kollegialer Austausch sind fest verankert und zugänglich.

M. Hackbart, C. Schwenger-Fink, *Geschlechtliche Vielfalt in der Hebammenarbeit*, https://doi.org/10.1007/978-3-662-73602-9

In dieser Vision ist die Hebammenbetreuung untrennbar mit Menschenrechten verbunden. Birth Justice ist kein theoretisches Konzept, sondern gelebte Praxis. Jede*r Schwangere, Gebärende, Wöchner*in, jede Person in der reproduktiven Phase – egal ob endo, cis, trans*, nonbinär oder inter* – hat Zugang zu hochwertiger, respektvoller Versorgung, unabhängig von Geschlechtseintrag, Herkunft, Behinderung oder sozialem Status. Inter* Kinder werden nicht als medizinische Probleme betrachtet, sondern als Menschen mit einem Recht auf körperliche Unversehrtheit und Selbstbestimmung. (Werdende) Eltern werden begleitet, nicht gedrängt, informiert, nicht verängstigt. Zeit wird als therapeutischer Faktor anerkannt.

Hebammen sind regenbogenkompetent, nicht weil sie „alles wissen", sondern weil sie offen bleiben. Sie erkennen ihre Grenzen, entwickeln sich weiter und verfügen über tragfähige Netzwerke, an die sie weiterverweisen können. Queere Communities, Beratungsstellen und medizinische Fachdisziplinen arbeiten auf Augenhöhe zusammen. Institutionen schaffen Rahmenbedingungen, die diese Zusammenarbeit ermöglichen: durch klare Leitlinien, diskriminierungssensible Strukturen und eine Ausbildung, die geschlechtliche Vielfalt nicht als Randthema, sondern als Querschnittsaufgabe versteht.

Diese Utopie ist kein fernes Ideal, sondern ein Möglichkeitsraum. Viele ihrer Elemente existieren bereits – in einzelnen Praxen, in engagierten Teams, in Bildungsinitiativen und gesetzlichen Fortschritten. Sie erinnert daran, dass Hebammenarbeit immer auch gesellschaftsgestaltend ist. Jede respektvolle Anrede, jede machtsensible Entscheidung, jedes bewusste Hinterfragen binärer Geschlechternormen trägt dazu bei, diesen Raum zu vergrößern. Eine queersensible Hebammenarbeit, die geschlechtliche Vielfalt fokussiert, bedeutet letztlich, professionelle Betreuung als das zu begreifen, was sie sein kann: Ein Ort, an dem Menschen in vulnerablen Übergängen nicht angepasst, sondern begleitet werden. Ein Ort, an dem Vielfalt nicht verunsichert, sondern verbindet. Und ein Ort, an dem das Ankommen neuen Lebens von Anfang an mit Würde, Gerechtigkeit und Respekt verbunden ist.

Nutzung von Künstlicher Intelligenz

Das Werk wurde mithilfe generativer Künstlicher Intelligenz erstellt, insbesondere für die Teaser zu Beginn jedes Kapitels, die Zusammenfassungen sowie das Vor- und das Nachwort. Sämtliche Inhalte wurden sorgfältig geprüft.

M. Hackbart, C. Schwenger-Fink, *Geschlechtliche Vielfalt in der Hebammenarbeit*, https://doi.org/10.1007/978-3-662-73602-9

Literatur

Alencar Albuquerque G, de Lima Garcia C, da Silva Quirino G, Alves MJ, Belém JM, dos Santos Figueiredo FW, da Silva Paiva L, do Nascimento VB, da Silva Maciel É, Valenti VE, de Abreu LC, Adami F (2016) Access to health services by lesbian, gay, bisexual, and transgender persons: systematic literature review. BMC Int Health Hum Rights 16:Artikel 2. https://doi.org/10.1186/s12914-015-0072-9

Ameli K, Valdor LL (2020) Geburt im Spannungsfeld von Interaktion, Professionalität und Gewalterfahrungen. GENDER – Zeitschrift für Geschlecht, Kultur und Gesellschaft 12(3):141–156. https://doi.org/10.3224/gender.v12i3.10

American Psychological Association (2020) Resolution on sexual orientation, gender identity (SOGI), parents and their children. https://www.apa.org/pi/lgbt/resources/policy/sexual-orientation

Antidiskriminierungsstelle des Bundes (2020) Ist das Allgemeine Gleichbehandlungsgesetz auf medizinische Behandlungsverträge anwendbar? Standpunkte Nr. 01 – 09/2020. https://www.antidiskriminierungsstelle.de/DE/ueber-diskriminierung/lebensbereiche/alltagsgeschaefte/gesundheit-und-pflege/gesundheit-und-pflege-node.html

Arant R, Dragolov G, Boehnke K, Mirbach F (2025) Vielfaltsbarometer 2025. Zum Stand des Zusammenlebens in Deutschland. Robert Bosch Stiftung. https://www.bosch-stiftung.de/de/publikation/das-vielfaltsbarometer-2025

Arbeitsgemeinschaft der Wissenschaftlichen Medizinischen Fachgesellschaften (o. J.) AWMF Leitlinien-Register. https://register.awmf.org. Zugegriffen am 17.07.2025.

Arcelus J, Bouman WP, Van Den Noortgate W, Claes L, Witcomb G, Fernandez-Aranda F (2015) Systematic review and meta-analysis of prevalence studies in transsexualism. Eur Psychiatry 30(6):807–815. https://doi.org/10.1016/j.eurpsy.2015.04.005

Arias T, Greaves B, McArdle J, Rayment H, Walker S (2021) Cultivating awareness of sexual and gender diversity in a midwifery curriculum. Midwifery 101:Artikel 103050. https://doi.org/10.1016/j.midw.2021.103050

M. Hackbart, C. Schwenger-Fink, *Geschlechtliche Vielfalt in der Hebammenarbeit*, https://doi.org/10.1007/978-3-662-73602-9

Bag MJ, Inacio M, Bachega TASS, Batista RL, Madureira G, Costa EMF, Domenice S, Mendonca BB, Dénes FT, Sircili MHP (2025) Long-term outcomes of feminizing genitoplasty in DSD: genital morphology, sensitivity, sexual function, and satisfaction. J Endocr Soc 9(3):Artikel bvaf014. https://doi.org/10.1210/jendso/bvaf014

Bailey JM (2020) The minority stress model deserves reconsideration, not just extension. Arch Sex Behav 49(7):2265–2268. https://doi.org/10.1007/s10508-019-01606-9

Barth U, Gloystein D, Plate E (2017) Learning without Limits – Lernen ohne Begrenzungen. In: Textor A, Grüter S, Schiermeyer-Reichl I, Streese B (Hrsg) Leistung inklusive? Inklusion in der Leistungsgesellschaft. Bad Heilbrunn: Klinkhardt, S 224–235

Bartig S, Kalkum D, Le H, Lewicki A (2021) Diskriminierungsrisiken und Diskriminierungsschutz im Gesundheitswesen – Wissensstand und Forschungsbedarf für die Antidiskriminierungsforschung. Antidiskriminierungsstelle des Bundes. https://www.antidiskriminierungsstelle.de/SharedDocs/downloads/DE/publikationen/Expertisen/diskrimrisiken_diskrimschutz_gesundheitswesen.html

Bassett AJ, Ahlmen A, Rosendorf JM, Romeo AA, Erickson BJ, Bishop ME (2020) The biology of sex and sport. J Bone Joint Surg Rev 8(3):Artikel e0140. https://doi.org/10.2106/JBJS.RVW.19.00140

Bastian R (2025, 18. Juni) Pride month 2025 exposes the limits of corporate allyship. https://www.forbes.com/sites/rebekahbastian/2025/06/18/pride-month-2025-exposes-the-limits-of-corporate-allyship/

Beher S (2024) Systemtheorie und Theorie sozialer Systeme. In: Hermans BE, Beermann A (Hrsg) Systemische Psychotherapie. Berlin: Springer, S 21–35. https://doi.org/10.1007/978-3-662-64728-8_2

Beier K (2022) Vertrauen in der Medizin. In: Schweer MKW (Hrsg) Facetten des Vertrauens und Misstrauens. Wiesbaden: Springer VS, S 265–285. https://doi.org/10.1007/978-3-658-29047-4_14

Berk LE (2019) Entwicklungspsychologie, 7. Aufl. München: Pearson.

Bernard H (2010) Die personenzentrierte Gesprächsführung nach Carl Rogers in der Wochenbettbetreuung. Hebamme 23(1):51–56. https://doi.org/10.1055/s-0030-1248882

Bohren MA, Vogel JP, Hunter EC, Lutsiv O, Makh SK, Souza JP, Aguiar C, Coneglian FS, Diniz ALA, Tunçalp Ö, Javadi D, Oladapo OT, Khosla R, Hindin MJ, Gülmezoglu AM (2015) The mistreatment of women during childbirth in health facilities globally: a mixed-methods systematic review. PLoS Med 12(6):Artikel e1001847. https://doi.org/10.1371/journal.pmed.1001847

Bordin ES (1979) The generalizability of the psychoanalytic concept of the working alliance. Psychotherapy: Theory Res Pract 16(3):252–260. https://doi.org/10.1037/h0085885

Brohmer H, Hofer G, Bauch SA, Beitner J, Berkessel JB, Corcoran K, Garcia D, Gruber FM, Giuliani F, Jauk E, Krammer G, Malkoc S, Metzler H, Mües HM, Otto K, Rahal R-M, Salwender M, Sczesny S, Stahlberg D et al (2024) Effects of the generic masculine and its alternatives in Germanophone countries: a multi-lab replication and extension of Stahlberg, Sczesny, and Braun (2001). Int Rev Soc Psychol 37(1):Artikel 17. https://doi.org/10.5334/irsp.522

Büker C (2019) Die Pflegebeziehung – Begriff, Besonderheiten, Bedeutung. In: Büker C, Lademann J (Hrsg) Beziehungsgestaltung in der Pflege. Kohlhammer, S 15–43

Bundesinstitut für Arzneimittel und Medizinprodukte (o. J.) ICD-11 in Deutsch – Entwurfsfassung. https://www.bfarm.de/DE/Kodiersysteme/Klassifikationen/ICD/ICD-11/uebersetzung/_node.html. Zugegriffen am 17.07.2025.

Bundesministerium des Innern (2026) PMK Jahresfallzahlen 2025. Politisch motivierte Kriminalität. Übersicht „Hasskriminalität" der Politisch motivierten Kriminalität (PMK). https://www.bmi.bund.de/SharedDocs/downloads/DE/publikationen/themen/sicherheit/BMI26014-pmk-jahresfallzahlen2025.html

Bundesverband Trans* (2019) Leitfaden Trans* Gesundheit. Geschlechtsinkongruenz, Geschlechtsdysphorie und Trans-Gesundheit: S3-Leitlinie zur Diagnostik, Beratung und Behandlung. https://www.bundesverband-trans.de/publikationen/leitfaden-trans-gesundheit/

Burrow S, Goldberg L, Searle J, Aston M (2018) Vulnerability, harm, and compromised ethics revealed by the experiences of queer birthing women in rural healthcare. J Bioethical Inquiry 15(4):511–524. https://doi.org/10.1007/s11673-018-9882-5

Büthe K, Schwenger-Fink C (2017) Evidenzbasierte Wochenbettpflege. Eine Arbeitshilfe für Hebammen im Praxisalltag. Stuttgart: Kohlhammer. https://doi.org/10.17433/978-3-17-033093-1

Butler J (1990) Gender Trouble: Feminism and the Subversion of Identity. New York: Routledge.

Cantwell CJ (2024) Pregnancy in transmasculine, non-binary, and gender expansive patients. Curr Obstet Gynecol Rep 13(2):108–116. https://doi.org/10.1007/s13669-024-00384-z

Carpenter M (2016) The human rights of intersex people: addressing harmful practices and rhetoric of change. Reprod Health Matters 24(47):74–84. https://doi.org/10.1016/j.rhm.2016.06.003

Carre Lecoindre M, Finlayson C, Toutaine P (2025) Fertility in differences of sex development patients. Best Pract Res Clin Endocrinol Metab 39(4):Artikel 102017. https://doi.org/10.1016/j.beem.2025.102017

Charta der Vielfalt (o. J. -a) Home. https://www.charta-der-vielfalt.de/. Zugegriffen am 10.07.2025.

Charta der Vielfalt (o. J. -b) Vielfaltsdimension. Geschlecht und geschlechtliche Identität. https://www.charta-der-vielfalt.de/vielfaltsdimensionen#geschlecht-geschlechtliche-identit-t. Zugegriffen am 10.10.2025.

Charter R, Ussher JM, Perz J, Robinson K (2018) The transgender parent: experiences and constructions of pregnancy and parenthood for transgender men in Australia. Int J Transgenderism 19(1):64–77. https://doi.org/10.1080/15532739.2017.1399496

Coleman E, Radix AE, Bouman WP, Brown GR, de Vries ALC, Deutsch MB, Ettner R, Fraser L, Goodman M, Green J, Hancock AB, Johnson TW, Karasic DH, Knudson GA, Leibowitz SF, Meyer-Bahlburg HFL, Monstrey SJ, Motmans J, Nahata L et al (2022) Standards of care for the health of transgender and gender diverse people, Version 8. Int J Transgender Health 23(Suppl 1):S1–S259. https://doi.org/10.1080/26895269.2022.2100644

Collins PH (2000) *Black feminist thought. Knowledge, consciousness, and the politics of empowerment* 2. Aufl. New York: Routledge. https://doi.org/10.4324/9780203900055.

Cramer RJ, Chevalier C, Gemberling TM, Stroud CH, Graham J (2015) A confirmatory factor analytic evaluation of the Klein Sexual Orientation Grid. Psychol Sex Orientat Gend Divers 2(2):123–129. https://doi.org/10.1037/sgd0000102

Crenshaw K (1989) Demarginalizing the intersection of race and sex; A Black feminist critique of antidiscrimination doctrine, feminist theory and antiracist policy. Univ Chic Leg Forum 1989(1):139–167. https://chicagounbound.uchicago.edu/uclf/vol1989/iss1/8

Crenshaw KW (2017) On intersectionality. Essential writings. New York: New York Press.

Criado-Perez C (2020) Unsichtbare Frauen. Wie eine von Daten beherrschte Welt die Hälfte der Bevölkerung ignoriert, 3. Aufl. München: Btb Verlag.

Czollek LC, Perko G, Kaszner C, Czollek M (2019) Praxishandbuch Social Justice und Diversity. Theorien, Training, Methoden, Übungen, 2. Aufl. Weinheim: Beltz Juventa.

Davis G (2015) Contesting intersex. The dubious diagnosis. New York: New York University Press.

De Beauvoir S (1949) Le deuxième sexe II. L'expérience vécue. Paris: Gallimard.

De Vries L, Fischer M, Kasprowski D, Kroh M, Kühne S, Richter D, Zindel Z (2020) LGBTQI*-Menschen am Arbeitsmarkt: hoch gebildet und oftmals diskriminiert. DIW Wochenbericht 87(36):619–627. https://doi.org/10.18723/diw_wb:2020-36-1

Debus K, Laumann V (2018) LSB-was? Geschlechtliche, amouröse und sexuelle Vielfalt – Einführung und Spannungsfelder. In: Debus K, Laumann V (Hrsg) Pädagogik geschlechtlicher, amouröser und sexueller Vielfalt. Zwischen Sensibilisierung und Empowerment. Berlin: Dissens, S 12–86

Decker O, Kiess J, Heller A, Brähler E (2024) Die Leipziger Autoritarismus Studie 2024: Methoden, Ergebnisse und Langzeitverlauf. In: Decker O, Kiess J, Heller A, Brähler E (Hrsg) Vereint im Ressentiment. Autoritäre Dynamiken und rechtsextreme Einstellungen. Leipziger Autoritarismus Studie 2024. Gießen: Psychosozial-Verlag, S 29–99

Deinhart, H. (2025). Erfahrungen und Bedürfnisse von trans* und nicht-binären Personen in der Hebammenbetreuung: Ein Scoping Review. Zeitschrift für Hebammenwissenschaft, 13(2), 92–95. https://doi.org/10.1007/s44476-025-00021-5

Del Re AC, Flückiger C, Horvath AO, Wampold BE (2021) Examining therapist effects in the alliance-outcome relationship: a multilevel meta-analysis. J Consult Clin Psychol 89(5):371–378. https://doi.org/10.1037/ccp0000637

DeMayo BE, Jordan AE, Olson KR (2022) Gender development in gender diverse children. Annu Rev Dev Psychol 4:207–229. https://doi.org/10.1146/annurev-devpsych-121020-034014

DeMayo BE, Gallagher NM, Leshin RA, Olson KR (2025) Stability and change in gender identity and sexual orientation across childhood and adolescence. Monogr Soc Res Child Dev 90(1–3):7–172. https://doi.org/10.1111/mono.12479

Deutsche Gesellschaft für Gynäkologie und Geburtshilfe & Deutsche Gesellschaft für Hebammenwissenschaft (2020) S3-Leitlinie Vaginale Geburt am Termin. Berlin: Arbeitsgemeinschaft der Wissenschaftlichen Medizinischen Fachgesellschaften. https://register.awmf.org/de/leitlinien/detail/015-083

Deutsche Gesellschaft für Hebammenwissenschaft (o. J.) Unser Leitbild. https://www.dghwi.de/ueber-die-dghwi/leitbild/. Zugegriffen am 22.12.2025.

Deutsche Gesellschaft für pädiatrische und adoleszente Endokrinologie und Diabetologie, Deutsche Gesellschaft für Urologie & Deutsche Gesellschaft für Kinder- und Jugendchirurgie (2025) S2k-Leitlinie Varianten der Geschlechtsentwicklung. Berlin: Arbeitsgemeinschaft der Wissenschaftlichen Medizinischen Fachgesellschaften. https://register.awmf.org/de/leitlinien/detail/174-001

Deutsche Gesellschaft für Sexualforschung (2018) S3-Leitlinie Geschlechtsinkongruenz, Geschlechtsdysphorie und Trans-Gesundheit: Diagnostik, Beratung, Behandlung. Berlin: Arbeitsgemeinschaft der Wissenschaftlichen Medizinischen Fachgesellschaften. https://register.awmf.org/de/leitlinien/detail/138-001

Deutsche Gesellschaft für Trans*- und Inter*geschlechtlichkeit (2021, 12. August) Zahlenspiele. https://dgti.org/2021/08/12/zahlenspiele/

Deutscher Ethikrat (2012, 23. Februar) Intersexualität. Stellungnahme. https://www.ethikrat.org/publikationen/stellungnahmen/intersexualitaet/

Deutscher Hebammenverband (2012) Empfehlungen für traumasensible Begleitung durch Hebammen. https://hebammenverband.de/wp-content/uploads/2020/12/Empfehlungen_fu__r_traumasensible_Begleitung_durch_Hebammen_11122012_web.pdf

Deutscher Hebammenverband (2018) Leitbild des deutschen Hebammenverbandes, 3. Aufl. https://hebammenverband.de/wp-content/uploads/2020/09/180314_DHV_Leitlinien_2018_web.pdf

Deutscher Hebammenverband (2021) Gemeinsam für Menschenwürde, Respekt und Toleranz. https://hebammenverband.de/wp-content/uploads/2024/04/2024_Gemeinsam-fuer-Menschenwuerde-Respekt-und-Toleranz.pdf. Zugegriffen am 08.11.2025.

Deutscher Hebammenverband (2024) Eine Ethik für Hebammen. https://hebammenverband.de/wp-content/uploads/2023/02/DHV_Ethik_fuer_Hebammen2022.pdf. Zugegriffen am 08.11.2025.

Eagly AH, Wood W (2012) Social role theory. In: Van Lange PAM, Kruglanski AW, Higgins ET (Hrsg) Handbook of theories of social psychology. Sage Publications Ltd., S 458–476. https://doi.org/10.4135/9781446249222.n49

Eagly AH, Nater C, Miller DI, Kaufmann M, Sczesny S (2020) Gender stereotypes have changed: a cross-temporal meta-analysis of U.S. public opinion polls from 1946 to 2018. Am Psychol 75(3):301–315. https://doi.org/10.1037/amp0000494

Engelmann H (2019) Antiqueere Ideologie. Die Suche nach identitärer Sicherheit – und was politische Bildung dagegen ausrichten kann. Münster: Unrast.

Ensel A (2018) Der Stigmatisierung entgegenwirken. Deutsche Hebammenzeitschrift 70(7):1

Erginel B, Ozdemir B, Karadeniz M, Poyrazoglu S, Keskin E, Gun F (2023) Long-term 10-year comparison of girls with congenital adrenal hyperplasia who underwent early and late feminizing genitoplasty. Pediatr Surg Int 39:Artikel 222. https://doi.org/10.1007/s00383-023-05498-8

Eri TS, Berg M, Dahl B, Gottfreðsdóttir H, Sommerseth E, Prinds C (2020) Models for midwifery care: a mapping review. Eur J Midwifery 4:Artikel 30. https://doi.org/10.18332/ejm/124110

European Commission (2023) Discrimination in the European Union. Brüssel: European Union. https://europa.eu/eurobarometer/surveys/detail/2972

European Union Agency for Fundamental Rights (2023) EU LGBTIQ Survey III. https://fra.europa.eu/en/publications-and-resources/data-and-maps/2024/eu-lgbtiq-survey-iii

Fachstelle Regenbogenfamilien NRW (o. J.) Diverser als du denkst. https://regenbogenfamilien.nrw/die-fachstelle/. Zugegriffen am 05.11.2025.

Farr RH, Tornello SL, Rostosky SS (2022) How do LGBTQ+ parents raise well-adjusted, resilient, and thriving children? Curr Dir Psychol Sci 31(6):526–535. https://doi.org/10.1177/09637214221121295

Frankenbach J, Weber M, Loschelder DD, Kilger H, Friese M (2022) Sex drive: theoretical conceptualization and meta-analytic review of gender differences. Psychol Bull 148(9–10):621–661. https://doi.org/10.1037/bul0000366

French JRP, Raven B (1959) The bases of social power. In: Cartwright D (Hrsg) Studies in social power. Ann Arbor: University of Michigan, S 150–167

Frost DM, Meyer IH (2023) Minority stress theory: application, critique, and continued relevance. Curr Opin Psychol 51:Artikel 101579. https://doi.org/10.1016/j.copsyc.2023.101579

Fuertes JN, Toporovsky A, Reyes M, Osborne JB (2017) The physician-patient working alliance: theory, research, and future possibilities. Patient Educ Couns 100(4):610–615. https://doi.org/10.1016/j.pec.2016.10.018

Gallimore ID., Matthews RJ, Page GL, Smith LK, Fenton AC, Knight M, Smith PW, Redpath S, Manktelow BN (2025, 11. Juli) MBRRACE-UK perinatal mortality surveillance, UK perinatal deaths of babies born in 2023: state of the nation report. TIMMS, Department of Population Health Sciences. https://timms.le.ac.uk/mbrrace-uk-perinatal-mortality/surveillance/

Gazzola SB, Morrison MA (2014) Cultural and personally endorsed stereotypes of transgender men and transgender women: notable correspondence or disjunction? Int J Transgenderism 15(2):76–99. https://doi.org/10.1080/15532739.2014.937041

Gemeinsamer Bundesausschuss (2019, 22. November) Abschlussbericht. Beratungsverfahren gemäß § 135 Absatz 1 SGB V (vertragsärztliche Versorgung). Systemische Therapie bei Erwachsenen als Psychotherapieverfahren. https://www.g-ba.de/beschluesse/4028/

Gemeinsamer Bundesausschuss (2024, 11. April) Zusammenfassende Dokumentation. Beratungsverfahren gemäß § 92 Absatz 6a i. V. m. § 135 Absatz 1 Satz 1 SGB V (vertragsärztliche Versorgung). Systemische Therapie bei Kindern und Jugendlichen als Psychotherapieverfahren. https://www.g-ba.de/bewertungsverfahren/methodenbewertung/251/

Goldberg JM, Gong J, Blennerhassett CJ, Ross LE (2023) A secondary mixed methods analysis examining midwives' responses regarding patient sexual orientation and gender identity (SOGI) disclosure. Midwifery 120:Artikel 103648. https://doi.org/10.1016/j.midw.2023.103648

Graßmann C, Schölmerich F, Schermuly CC (2019) The relationship between working alliance and client outcomes in coaching: a meta-analysis. Hum Relat 73(1):35–58. https://doi.org/10.1177/0018726718819725

Greenfield M, Darwin Z (2021) Trans and non-binary pregnancy, traumatic birth, and perinatal mental health: a scoping review. Int J Transgender Health 22(1–2):203–216. https://doi.org/10.1080/26895269.2020.1841057

Greitemeyer T (2020) Sich selbst erfüllende Prophezeiung. In: Petersen L-E, Six B (Hrsg) Stereotype, Vorurteile und soziale Diskriminierung. Theorien, Befunde und Interventionen, 2. Aufl. Weinheim: Beltz, S 82–89

Gribble KD, Bewley S, Bartick MC, Mathisen R, Walker S, Gamble J, Berman NJ, Gupta A, Hocking JJ, Dahlen HG (2022) Effective communication about pregnancy, birth, lactation, breastfeeding and newborn care: the importance of sexed language. Front Global Women's Health 3:Artikel 818856. https://doi.org/10.3389/fgwh.2022.818856

Hackbart M (Hrsg) (2020) Gesunde Vielfalt pflegen. Zum Umgang mit sexueller und geschlechtlicher Vielfalt in Gesundheit, Pflege und Medizin. Göttingen: Waldschlösschen Verlag.

Hackbart M (Hrsg) (2021) Gesunde Vielfalt pflegen 2. Ansätze zu sexueller und geschlechtlicher Vielfalt in Prävention, Intervention und Rehabilitation. Göttingen: Waldschlösschen Verlag.

Hackbart M, Thies B (2020) Die Beziehungsgestaltung im professionellen Gesundheitssetting. In: Hackbart M (Hrsg) Gesunde Vielfalt pflegen. Zum Umgang mit sexueller und geschlechtlicher Vielfalt in Gesundheit, Pflege und Medizin. Göttingen: Waldschlösschen Verlag, S 113–123

Hackbart M, Thies B (2021) Vorurteile gegenüber queeren Menschen – Sozialpsychologische Aspekte der professionellen Beziehungsgestaltung in Gesundheitsberufen. Pflege Professionell 37 (Sonderheft 7):43–52. https://pflege-professionell.at/2021-2

Hackbart M, Tischoff C (2020) Sexuelle und geschlechtliche Vielfalt in der Heteronormativität – eine einleitende Orientierung. In: Hackbart M (Hrsg) Gesunde Vielfalt pflegen. Zum Umgang mit sexueller und geschlechtlicher Vielfalt in Gesundheit, Pflege und Medizin. Göttingen: Waldschlösschen Verlag, S 13–28

Hackbart M, Merz S, Graf N, Timmermanns S (2024) The relationship between minority stress, resources, and health among German gay and bisexual men. Sexual Culture 28(6):2581–2607. https://doi.org/10.1007/s12119-024-10244-w

Hall WJ, Dawes HC, Plocek N (2021) Sexual orientation identity development milestones among lesbian, gay, bisexual, and queer people: a systematic review and meta-analysis. Front Psychol 12:Artikel 753954. https://doi.org/10.3389/fpsyg.2021.753954

Harris RM, Chan YM (2019) Ethical issues with early genitoplasty in children with disorders of sex development. Curr Opin Endocrinol Diabetes Obes 26(1):49–53. https://doi.org/10.1097/MED.0000000000000460

Hartmann J (2017) Perspektiven queerer Bildungsarbeit. In: Behrens C, Zittlau A (Hrsg) Queer-Feministische Perspektiven auf Wissen(schaft). Universität Rostock, S 163–186. https://doi.org/10.25595/281

Hartmann J (2018) Theoretisch fundiert handeln! Einführung in eine queere genderreflektierte Pädagogik. In: Spahn A, Wedl J (Hrsg) Schule lehrt/lernt Vielfalt. Praxisorientiertes Basiswissen und Tipps für Homo-, Bi-, Trans- und Inter*freundlichkeit in der Schule. Waldschlösschen Verlag, S 44–51

Hauck L, Richter-Appelt H, Schweizer K (2019) Zum Problem der Häufigkeitsbestimmung von Intergeschlechtlichkeit und Varianten der Geschlechtsentwicklung: Eine Übersichtsarbeit. Zeitschrift für Sexualforschung 32(2):80–89. https://doi.org/10.1055/a-0897-0404

Hentschel T, Heilman ME, Peus CV (2019) The multiple dimensions of gender stereotypes: a current look at men's and women's characterizations of others and themselves. Front Psychol 10:Artikel 11. https://doi.org/10.3389/fpsyg.2019.00011

Herbertz-Floßdorf M (2021) Regenbogenfamilien begleiten und stärken. Hebammen Wissen 2(4):22–26. https://doi.org/10.1007/s43877-021-0141-3

Hiort O, Strowitzki T (2024) Entwicklung der endokrinen Systeme und Fortpflanzungsorgane – Varianten der Geschlechtsentwicklung. In: Strowitzki T, Ortmann O (Hrsg) Klinische Endokrinologie für Frauenärzte, 6. Aufl. Berlin: Springer, S 53–100. https://doi.org/10.1007/978-3-662-65517-7_2

Holmes E, Kimberly LL, Quinn G (2025) The gray line between medical and psychosocial need for parents with an intersex child. Am J Bioeth 25(7):106–109. https://doi.org/10.1080/15265161.2025.2509924

Horowitz K, Zayhowski K, Palmour N, Haghighat D, Joly Y (2025) Navigating the disclosure landscape: parents' perspectives on healthcare professionals' role in supporting intersex children and families. J Genet Couns 34(2):Artikel e1962. https://doi.org/10.1002/jgc4.1962

Horvath LK (2015) Gender-fair language in the context of recruiting and evaluating leaders. In: Welpe IM, Brosi P, Ritzenhöfer L, Schwarzmüller T (Hrsg) Auswahl von Männern und Frauen als Führungskräfte. Perspektiven aus Wirtschaft, Wissenschaft, Medien und Politik. Wiesbaden: Springer Gabler, S 263–272. https://doi.org/10.1007/978-3-658-09469-0_23

Hsu N, Badura KL, Newman DA, Speach MEP (2021) Gender, "masculinity," and "femininity": a meta-analytic review of gender differences in agency and communion. Psychol Bull 147(10):987–1011. https://doi.org/10.1037/bul0000343

Huffman AH, Mills MJ, Howes SS, Albritton MD (2021) Workplace support and affirming behaviors: moving toward a transgender, gender diverse, and non-binary friendly workplace. Int J Transgender Health 22(3):225–242. https://doi.org/10.1080/26895269.2020.1861575

Hüfner D (2025, 12. Juni) Pride-Müdigkeit: Konzerne verzichten auf Logos in Regenbogenfarben. https://www.capital.de/wirtschaft-politik/pride-month-bei-linkedin%2D%2Dkonzerne-aendern-logos-nicht%2D%2D-wegen-trump%2D%2D35795662.html

Hughes IA, Houk C, Ahmed SF, Lee PA, LWPES/ESPE Consensus Group (2006) Consensus statement on management of intersex disorders. Arch Dis Child 91(7):554–563. https://doi.org/10.1136/adc.2006.098319

Humbert AL, Tzanakou C, Strid S, Lipinsky A (2025) Non-binary experiences of (gender-based) violence at work. Int J Hum Res Manage 36(7):1249–1281. https://doi.org/10.1080/09585192.2025.2507964

Hyde JS, Bigler RS, Joel D, Tate CC, van Anders SM (2019) The future of sex and gender in psychology: five challenges to the gender binary. Am Psychol 74(2):171–193. https://doi.org/10.1037/amp0000307

Imrie S, Golombok S (2020) Impact of new family forms on parenting and child development. Annu Rev Dev Psychol 2:295–316. https://doi.org/10.1146/annurev-devpsych-070220-122704

Intergeschlechtliche Menschen Bundesverband & Intergeschlechtliche Menschen Landesverband Niedersachsen (2025) Was ist es denn? Intergeschlechtlichkeit/Varianten der Geschlechtsentwicklung. Ein Ratgeber für Hebammen und Geburtshelfer*innen, 6. Aufl. Berlin: Intergeschlechtliche Menschen Bundesverband & Intergeschlechtliche Menschen Landesverband Niedersachsen. https://im-ev.de/publikationen/

International Olympic Committee (2026, 26. März). IOC policy on the protection of the female (women's) category in Olympic sport and guiding considerations for international federations and sports governing bodies. https://www.olympics.com/ioc/news/international-olympic-committee-announces-new-policy-on-the-protection-of-the-female-women-s-category-in-olympic-sport

International Lesbian, Gay, Bisexual, Trans and Intersex Association Europe (2026a) Annual review of the human rights situation of lesbian, gay, bisexual, trans and intersex people in Europe and Central Asia 2026. Brüssel: International Lesbian, Gay, Bisexual, Trans and Intersex Association Europe. https://www.ilga-europe.org/report/annual-review-2025/

International Lesbian, Gay, Bisexual, Trans and Intersex Association Europe (2026b) Rainbow map. https://rainbowmap.ilga-europe.org/

Intersex Shadowreport (o. J.) Intersex.shadowreport.org. https://intersex.shadowreport.org/. Zugegriffen am 16.10.2025.

InTraHealth (o. J.). Was ist die Lernplattform Intrahealth? Inter* und trans Menschen im Fokus der allgemeinen Gesundheitsversorgung. Abgerufen am 26.06.2026, von https://intrahealth.de/

Ipsos (2024) Ipsos LGBT+ pride report 2024. A 26-country Ipsos global advisor survey. https://www.ipsos.com/de-at/ipsos-pride-umfrage-2024-angehorige-der-generation-z-identifizieren-sich-am-ehesten-als-lgbt

Jacobson R, Joel D (2019) Self-reported gender identity and sexuality in an online sample of cisgender, transgender, and gender-diverse individuals: an exploratory study. J Sex Res 56(2):249–263. https://doi.org/10.1080/00224499.2018.1523998

Joel D (2021) Beyond the binary: rethinking sex and the brain. Neurosci Biobehav Rev 122:165–175. https://doi.org/10.1016/j.neubiorev.2020.11.018

Joel D, Tarrasch R, Berman Z, Mukamel M, Ziv E (2014) Queering gender: studying gender identity in 'normative' individuals. Psychol Sexual 5(4):291–321. https://doi.org/10.1080/19419899.2013.830640

Joel D, Berman Z, Tavor I, Wexler N, Gaber O, Stein Y, Shefi N, Pool J, Urchs S, Margulies DS, Liem F, Hänggi J, Jäncke L, Assaf Y (2015) Sex beyond the genitalia: the human brain mosaic. PNAS Proc Natl Acad Sci USA 112(50):15468–15473. https://doi.org/10.1073/pnas.1509654112

Jürgensen M, Kleinemeier E, Lux A, Steensma TD, Cohen-Kettenis PT, Hiort O, Thyen U, the DSD Network Working Group (2010) Psychosexual development in children with disorders of sex development (DSD) – results from the German Clinical Evaluation Study. J Pediatr Endocrinol Metab 23(6):565–578. https://doi.org/10.1515/jpem.2010.095

Kaluza G (2018) Gesundheitscoaching und motivierende Gesprächsführung. In: Kohlmann C-W, Salewski C, Wirtz MA (Hrsg) Psychologie in der Gesundheitsförderung. Göttingen: Hogrefe, S 313–326

Kasaye H, Scarf V, Sheehy A, Baird K (2024) The mistreatment of women during maternity care and its association with the maternal continuum of care in health facilities. BMC Pregnancy Childbirth 24:Artikel 129. https://doi.org/10.1186/s12884-024-06310-8

Kasprowski D, Fischer M, Chen X, de Vries L, Kroh M, Kühne S, Richter D, Zindel Z (2021) Geringere Chancen auf ein gesundes Leben für LGBTQI*-Menschen. DIW Wochenbericht 88(6):80–88. https://doi.org/10.18723/diw_wb:2021-6-1

Kessler S, McKenna W (1985) Gender. An ethnomethodological approach. Chicago: University of Chicago Press.

Kiesner J, Bittoni C, Eisenlohr-Moul T, Komisaruk B, Pastore M (2023) Menstrual cycle-driven vs noncyclical daily changes in sexual desire. J Sex Med 20(6):756–765. https://doi.org/10.1093/jsxmed/qdad032

Klein F (1999) Psychology of sexual orientation. In: Bohan JS, Russell GM (Hrsg) Conversations about psychology and sexual orientation. New York: New York University Press, S 129–138

Klein M (2010) Lotsin, Schatzsucherin, Gastgeberin. Hebammenforum 5(10):358–363

Kohlberg L (1966) A cognitive-developmental analysis of children's sex-role concepts and attitudes. In: Macoby E (Hrsg) The development of sex differences. Stanford: Stanford University Press, S 82–173

Köhler B, Kleinemeier E, Lux A, Hiort O, Grüters A, Thyen U, DSD Network Working Group (2012) Satisfaction with genital surgery and sexual life of adults with XY disorders of sex development: results from the German clinical evaluation study. J Clin Endocrinol Metab 97(2):577–588. https://doi.org/10.1210/jc.2011-1441

Kohrasani Baghini FK, Iranifard E, Latifnejad Roudsari R, Mirzaii Najmabadi K (2023) The role of midwives in women's empowerment: a narrative review. J Midwifery Reproduct Health 11(3):3767–3781. https://doi.org/10.22038/JMRH.2022.68761.2016

Komlenac N (2021) Minoritätenstress als besondere Herausforderung für die Gesundheit queerer Personen. In: Hackbart M (Hrsg) Gesunde Vielfalt pflegen. Zum Umgang mit sexueller und geschlechtlicher Vielfalt in Gesundheit, Pflege und Medizin. Göttingen: Waldschlösschen Verlag, S 53–66

Kosakowska-Berezecka N, Sawicki A, Celikkol G, Bosson JK, Van Laar C, Van Rossum A, Best D, Jurek P, Besta T, Olech M, Glick P (2024) Does culture moderate gender stereotypes? Individualism predicts communal (but not agentic) prescriptions for men across 62 nations. Soc Psychol Personal Sci 16(4):359–372. https://doi.org/10.1177/19485506231221913

Krämer A (2023) Coming Clean Together. Emanzipationsprozesse von Eltern intergeschlechtlicher Kinder. In: Kampshoff M, Kleiner B, Langer A (Hrsg) Trans- und Intergeschlechtlichkeit in Erziehung und Bildung. Opladen: Budrich, S 151–164. https://doi.org/10.3224/84742703.10

Krege S, Falhammar H, Lax H, Roehle R, Claahsen-van der Grinten H, Kortmann B, Duranteau L, Nordenskjöld A, dsd-LIFE group (2022) Long-term results of surgical treatment and patient-reported outcomes in congenital adrenal hyperplasia – A multicenter European registry study. J Clin Med 11(15):Artikel 4629. https://doi.org/10.3390/jcm11154629

Kretschel-Kratz M (2024) Stellungnahme der Deutschen Gesellschaft für Hebammenwissenschaft e.V. zum Referentenentwurf des Bundesministeriums für Familie, Senioren, Frauen, Jugend und des Bundesministeriums der Justiz über den Entwurf eines Gesetzes über die Selbstbestimmung in Bezug auf den Geschlechtseintrag (SBGG) und zur Änderung weiterer Vorschriften. Zeitschrift für Hebammenwissenschaft 12(2):41–44

Kriz J (2007) Grundkonzepte der Psychotherapie, 6. Aufl. Weinheim: Beltz.

Lee PA, Nordenström A, Houk CP, Ahmed SF, Auchus R, Baratz A, Liao L-M, Lin-Su K, Looijenga LHJ, Mazur T, Meyer-Bahlburg HFL, Mouriquand P, Quigley CA, Sandberg DE, Vilain E, Witchel S, the Global DSD Update Consortium (2016) Global disorders of sex development update since 2006: perceptions, approach and care. Horm Res Paediatr 85(3):158–180. https://doi.org/10.1159/000442975

Leonard SA, Main EK, Scott KA, Profit J, Carmichael SL (2019) Racial and ethnic disparities in severe maternal morbidity prevalence and trends. Ann Epidemiol 33:30–36. https://doi.org/10.1016/j.annepidem.2019.02.007

Light AD, Obedin-Maliver J, Sevelius JM, Kerns JL (2014) Transgender men who experienced pregnancy after female-to-male gender transitioning. Obstet Gynecol 124(5):1120–1127. https://doi.org/10.1097/aog.0000000000000540

Löcherbach P (2002) Qualifizierung im Case Management – Bedarfe und Angebote. In: Löcherbach P, Klug W, Remmel-Faßbender R, Wendt WR (Hrsg) Case Management: Fall- und Systemsteuerung in Theorie und Praxis. Neuwied: Luchterhand, S 201–226

LoGrippo MT (2013) The relationship of perceived trust and perceived stress among pregnant women receiving care from a certified nurse midwife (Publikationsnr. 1856) [Promotion, Seton Hall University]. Setan Hall University eRepository. https://scholarship.shu.edu/dissertations/1856/

Löhr R (2022) „Ich denke, es ist sehr wichtig, dass sich so viele Menschen wie möglich repräsentiert fühlen". Gendergerechte Sprache aus der Sicht nicht-binärer Personen. In: Diewald G, Nübling D (Hrsg) Genus – Sexus – Gender. Berlin: De Gruyter, S 349–379. https://doi.org/10.1515/9783110746396-012

LSVD+ – Verband Queere Vielfalt (2022, 17. März) Ratgeber: Stiefkindadoption bei Regenbogenfamilien. Rechtsratgeber für queere Familiengründung (Stand: 2021). https://www.lsvd.de/de/ct/1298-Ratgeber-Stiefkindadoption-bei-Regenbogenfamilien

LSVD+ – Verband Queere Vielfalt (o. J.) Regenbogenkompetenz: Themen der sexuellen Orientierung und geschlechtlichen Identität in der Sozialen Arbeit. https://www.lsvd.de/de/ct/823-Regenbogenkompetenz-Themen-der-sexuellen-Orientierung-und-geschlechtlichen-Identitaet-in-der-Sozialen-Arbeit. Zugegriffen am 05.11.2025.

Luna Z, Luker K (2013) Reproductive justice. Annu Rev Law Soc Sci 9:327–352. https://doi.org/10.1146/annurev-lawsocsci-102612-134037

Mae M, Saal B (Hrsg) (2014) Transkulturelle Genderforschung. Ein Studienbuch zum Verhältnis von Kultur und Geschlecht, 2. Aufl. Wiesbaden: Springer VS. https://doi.org/10.1007/978-3-531-19438-7

Maiorano MFP, Cormio G, Loizzi V, Maiorano BA, Arezzo F, Silvestris E (2025) Fertility preservation for transgender and non-binary individuals: a systematic review and thematic synthesis of clinical, psychosocial, and structural challenges. Hum Fertil 28(1):Artikel 2527383. https://doi.org/10.1080/14647273.2025.2527383

Malmquist A, Jonsson L, Wikström J, Nieminen K (2019) Minority stress adds an additional layer to fear of childbirth in lesbian and bisexual women, and transgender people. Midwifery 79:Artikel 102551. https://doi.org/10.1016/j.midw.2019.102551

Marcia JE (1964) Determination and construct validity of ego identity status. [Doctoral dissertation, Ohio State University]. OhioLINK Electronic Theses and Dissertations Center. http://rave.ohiolink.edu/etdc/view?acc_num=osu148656595510406

Martin CL, Ruble DN (2010) Patterns of gender development. Annu Rev Psychol 61:353–381. https://doi.org/10.1146/annurev.psych.093008.100511

Martin CL, Ruble DN, Szkrybalo J (2002) Cognitive theories of early gender development. Psychol Bull 128(6):903–933. https://doi.org/10.1037/0033-2909.128.6.903

Martowicz M, Budgett R, Pape M, Mascagni K, Engebretsen L, Dienstbach-Wech L, Pitsiladis YP, Pigozzi F, Erdener U (2023) Position statement: IOC framework on fairness, inclusion and non-discrimination on the basis of gender identity and sex variations. Br J Sports Med 57(1):26–32. https://doi.org/10.1136/bjsports-2022-106386

McCarty M, Burt AH (2024) Understanding perceptions of gender non-binary people: consensual and unique stereotypes and prejudice. Sex Roles 90(3):392–416. https://doi.org/10.1007/s11199-024-01449-2

Meerwijk EL, Sevelius JM (2017) Transgender population size in the United States: a meta-regression of population-based probability samples. Am J Public Health 107(2):e1–e8. https://doi.org/10.2105/AJPH.2016.303578

Meier SC, Labuski CM (2013) The demographics of the transgender population. In: Baumle AK (Hrsg) International handbook on the demography of sexuality. Heidelberg: Springer, S 289–327. https://doi.org/10.1007/978-94-007-5512-3_16

Meierjürgen R, Warnke A (2018) Empowerment. In: Kohlmann C-W, Salewski C, Wirtz MA (Hrsg) Psychologie der Gesundheitsförderung. Göttingen: Hogrefe, S 141–154

Meinunger A, Baumann A (Hrsg) (2017) Die Teufelin steckt im Detail. Zur Debatte um Gender und Sprache. Berlin: Kulturverlag Kadmos.

Meoded Danon L (2015) The body/secret dynamic: life experiences of intersexed people in Israel. SAGE Open 5(2). https://doi.org/10.1177/2158244015580370

Meyer IH (2003) Prejudice, social stress, and mental health in lesbian, gay, and bisexual populations: conceptual issues and research evidence. Psychol Bull 129(5):674–697. https://doi.org/10.1037/0033-2909.129.5.674

Miller WR, Rollnick S (2015) Motivierende Gesprächsführung, 3. Aufl. Freiburg: Lambertus.

Mirzaee FM, Dehghan M (2020) A model of trust within the mother-midwife relationship: a grounded theory approach. Obstret Gynecol Int:Artikel 9185313. https://doi.org/10.1155/2020/9185313

Misamer M (2019) Macht und Machtmittel in der Schule. Eine empirische Untersuchung. Lage: Jacobs Verlag.

Misamer M (2023) Machtsensibilität in der Sozialen Arbeit. Grundwissen für reflektiertes Handeln. Stuttgart: Kohlhammer.

Money J, Hampson JG, Hampson JL (1955) Hermaphroditism: recommendations concerning assignment of sex, change of sex, and psychologic management. Bull Johns Hopkins Hosp 97(4):284–300

Montag Stiftung Jugend und Gesellschaft (2011) Inklusion vor Ort. Der Kommunale Index für Inklusion – ein Praxishandbuch. Freiburg: Lambertus.

Mouriquand PD, Gorduza DB, Gay CL, Meyer-Bahlburg HF, Baker L, Baskin LS, Bouvattier C, Braga LH, Caldamone AC, Duranteau L, El Ghoneimi A, Hensle TW, Hoebeke P, Kaefer M, Kalfa N, Kolon TF, Manzoni G, Mure PY, Nordenskjöld A, Pippi Salle JL et al (2016) Surgery in disorders of sex development (DSD) with a gender issue: if (why), when, and how? J Pediatr Urol 12(3):139–149. https://doi.org/10.1016/j.jpurol.2016.04.001

Müller-Lissner A (2024) Diskriminierung im Gesundheitswesen: Sensibel werden für Subtiles. Berliner Ärzt:innen 2/2024:14–21

Nadal KL, Whitman CN, Davis LS, Erazo T, Davidoff KC (2016) Microaggressions toward lesbian, gay, bisexual, transgender, queer, and genderqueer people: a review of the literature. J Sex Res 53(4–5):488–508. https://doi.org/10.1080/00224499.2016.1142495

Nanda S (2014) Gender diversity. Crosscultural variations, 2. Aufl. Long Grove: Waveland Press.

Naranjos Velazquez N (2023) Die Rolle freiberuflicher Hebammen in Netzwerken Frühe Hilfen. Eine quantitative, egozentrierte Netzwerkanalyse. Wiesbaden: Springer VS. https://doi.org/10.1007/978-3-658-40953-1

Nash JC (2008) Re-thinking intersectionality. Fem Rev 89(1):1–15. https://doi.org/10.1057/fr.2008.4

Netzwerk Stiftungen und Bildung (2021, 20. Juni) Lebenslanges Lernen. https://www.netzwerk-stiftungen-bildung.de/wissenscenter/glossar/lebenslanges-lernen

Nickel H (1985) Die Lehrer-Schüler-Beziehung aus der Sicht neuerer Forschungsergebnisse. Ein transaktionales Modell (1976). In: Biermann R (Hrsg) Interaktion-Schule-Unterricht. Darmstadt: Wissenschaftliche Buchgesellschaft, S 254–280

Nolan M (2001) Professionelle Geburtsvorbereitung. Geburtsvorbereitungskurse erfolgreich planen, durchführen und bewerten. Bern: Huber.

Nyon A, Heidenreich T (2025) Schwierige Situationen in Therapie und Beratung. 40 Probleme und Lösungsvorschläge, 4. Aufl. Weinheim: Beltz.

Olson KR, Gülgöz S (2018) Early findings from the TransYouth Project: gender development in transgender children. Child Dev Perspect 12(2):93–97. https://doi.org/10.1111/cdep.12268

Olson KR, Durwood L, Horton R, Gallagher NM, Devor A (2022) Gender identity 5 years after social transition. Pediatrics 150(2):1–7. https://doi.org/10.1542/peds.2021-056082

Pereira I, Carvalho M, Gomes Â, Pinto S (2025) Perceptions of the LGBTQIA+ community regarding marketing campaigns and pinkwashing. In: Reis JL, Cascalho J, Peter MK, Reis LP, Tiago MT (Hrsg) Marketing and smart technologies. Proceedings of ICMarkTech 2024. Singapur: Springer. https://doi.org/10.1007/978-981-96-3081-3_48

Perriman N, Davis DL, Ferguson S (2018) What women value in the midwifery continuity of care model: a systematic review with meta-synthesis. Midwifery 62:220–229. https://doi.org/10.1016/j.midw.2018.04.011

Petermann F (1997) Interpersonales Vertrauen in der Arzt-Patient-Beziehung. In: Schweer MWK (Hrsg) Interpersonales Vertrauen. Opladen: Westdeutscher Verlag, S 155–164. https://doi.org/10.1007/978-3-322-90301-3_9

Petersen L-E, Six B (Hrsg) (2020) Stereotype, Vorurteile und soziale Diskriminierung. Theorien, Befunde und Interventionen, 2. Aufl. Weinheim: Beltz.

Pezaro S, Pendleton J, van der Waal R, LaChance Adams S, Santos MJDS, Bainbridge A, Istha K, Maeder Z, Gilmore J, Webster J, Lai-Boyd B, Brennan AM, Newnham E (2025) Gender-inclusive language in midwifery and perinatal services: a guide and argument for justice. Birth: Issues in Perinatal Care 52(3):435–447. https://doi.org/10.1111/birt.12844

Pöge K, Dennert G, Koppe U, Güldenring A, Matthigack EB, Rommel A (2020) Die gesundheitliche Lage von lesbischen, schwulen, bisexuellen sowie trans- und intergeschlechtlichen Menschen. J Health Monitor 5(S1). https://doi.org/10.25646/6448

Pöge K, Rommel A, Starker A, Prütz F, Tolksdorf K, Öztürk I, Strasser S, Born S, Saß A-C (2022) Erhebung geschlechtlicher Diversität in der Studie GEDA 2019/2020-EHIS – Ziele, Vorgehen und Erfahrungen. J Health Monitor 7(2):52–70. https://doi.org/10.25646/9957

Raven BH (1993) The bases of power: origins and recent developments. J Soc Issues 49(4):227–251. https://doi.org/10.1111/j.1540-4560.1993.tb01191.x

Regan PC (2015) Sexual desire: conceptualization, correlates, and causes. In: Hofmann W, Nordgren LF (Hrsg) The psychology of desire. Guilford Press, S 347–368

Rogers CR (2007) Die nicht-direktive Beratung, 12. Aufl. Frankfurt a. M.: Fischer.

Rohrhofer I, Salden S (2025) „Schwangerschaften verqueeren": Welche Erfahrungen machen trans* und nicht-binäre Personen in der Geburtshilfe und wie gehen sie damit um? Psychol Erzieh Unterr 72(1):20–35. https://doi.org/10.2378/peu2025.art03d

Roney JR, Simmons ZL (2013) Hormonal predictors of sexual motivation in natural menstrual cycles. Horm Behav 63(4):636–645. https://doi.org/10.1016/j.yhbeh.2013.02.013

Ross LJ, Solinger R (2017) Reproductive justice. An introduction. Oakland: University of California Press.

Salden S, Netzwerk Queere Schwangerschaften (2022) Queer und schwanger. Diskriminierungserfahrungen und Verbesserungsbedarfe in der geburtshilflichen Versorgung. Berlin: Heinrich-Böll-Stiftung.

Sandall J, Fernandez Turienzo C, Devane D, Soltani H, Gillespie P, Gates S, Jones LV, Shennan AH, Rayment-Jones H (2024) Midwife continuity of care models versus other models of care for childbearing women. Cochrane Database Syst Rev. https://doi.org/10.1002/14651858.CD004667.pub6

Schaaf M, Jaffe M, Tunçalp Ö, Freedman L (2023) A critical interpretive synthesis of power and mistreatment of women in maternity care. PLOS Global Public Health 3(1):Artikel e0000616. https://doi.org/10.1371/journal.pgph.0000616

Scherr A (2016) Diskriminierung/Antidiskriminierung – Begriffe und Grundlagen. Aus Politik und Zeitgeschichte 66(9):3–10

Schmauch U (2020) Regenbogenkompetenz in der Sozialen Arbeit. In: Timmermanns S, Böhm M (Hrsg) Sexuelle und geschlechtliche Vielfalt. Interdisziplinäre Perspektiven aus Wissenschaft und Praxis. Weinheim: Beltz Juventa, S 308–325

Scholl W (2012) Machtausübung oder Einflussnahme: Die zwei Gesichter der Machtnutzung. In: Knoblach B, Oltmanns T, Hajnal I, Fink D (Hrsg) Macht in Unternehmen. Der vergessene Faktor. Wiesbaden: Gabler, S 203–221. https://doi.org/10.1007/978-3-8349-7053-4_13

Schotel AL, Mügge L (2024) Politics without presence? The symbolic representation of trans people in Germany and the Netherlands. Polit Gend 20(4):788–813. https://doi.org/10.1017/S1743923X24000308

Schweizer K (2012a) Körperliche Geschlechtsentwicklung und zwischengeschlechtliche Formenvielfalt. In: Schweitzer K, Richter-Appelt H (Hrsg) Intersexualität kontrovers. Grundlagen, Erfahrungen, Positionen. Gießen: Psychosozial-Verlag, S 43–67

Schweizer K (2012b) Sprache und Begrifflichkeiten. Intersexualität benennen. In: Schweitzer K, Richter-Appelt H (Hrsg) Intersexualität kontrovers. Grundlagen, Erfahrungen, Positionen. Gießen: Psychosozial-Verlag, S 19–39

Schweizer K, Richter-Appelt H (2012) Behandlungspraxis gestern und heute. Vom „optimalen Geschlecht" zur individuellen Indikation. In: Schweitzer K, Richter-Appelt H (Hrsg) Intersexualität kontrovers. Grundlagen, Erfahrungen, Positionen. Gießen: Psychosozial-Verlag, S 99–118

Schwenger-Fink C (2017) Stressbewältigung und Prävention des Burn-out-Syndroms. Die Hebamme 30(2):139–146. https://doi.org/10.1055/s-0042-123506

Schwenger-Fink C (2023a) Beratungskompetenz. In: Büthe K (Hrsg) Evidenzbasierte Schwangerenbetreuung und Schwangerschaftsvorsorge. Eine Arbeitshilfe für Hebammen im Praxisalltag, 2. Aufl. Stuttgart: Kohlhammer, S 113–120

Schwenger-Fink C (2023b) Elternschaft und Psyche. In: Büthe K (Hrsg) Evidenzbasierte Wochenbettpflege. Eine Arbeitshilfe für Hebammen im Praxisalltag, 3. Aufl. Stuttgart: Kohlhammer, S 210–217

Schwulissimo (2025, 14. Mai) Wird der symbolische Monat immer mehr zum Marketing-Gag? https://schwulissimo.de/neuigkeiten/pride-month-2025-best-practice-oder-marketing-fiasko

Sehmer J (2025) Sozialpädagogische Subjekt- und Adressierungspraktiken. Ein Ansatz zur Konturierung der ethisch-normativen Ordnungen sozialpädagogischer Praxen. Wiesbaden: Springer VS. https://doi.org/10.1007/978-3-658-46699-2

Siegler R, Saffran JR, Gershoff ET, Eisenberg N (2021) Entwicklungspsychologie im Kindes- und Jugendalter, 5. Aufl. Berlin: Springer. https://doi.org/10.1007/978-3-662-62772-3

Six-Materna, I. (2020). Sexismus. In L.-E. Petersen & B. Six (Hrsg.), Stereotype, Vorurteile und soziale Diskriminierung. Theorien, Befunde und Interventionen (2. Aufl., S. 136–152). Weinheim: Beltz.

Six-Materna I (2020) Sexismus. In: Petersen L-E, Six B (Hrsg) Stereotype, Vorurteile und soziale Diskriminierung. Theorien, Befunde und Interventionen, 2. Aufl. Weinheim: Beltz, S 136–152

Słowikowska-Hilczer J, Hirschberg AL, Claahsen-van der Grinten H, Reisch N, Bouvattier C, Thyen U, Cohen Kettenis P, Roehle R, Köhler B, Nordenström A (2017) Fertility outcome and information on fertility issues in individuals with different forms of disorders of sex development: findings from the dsd-LIFE study. Fertil Steril 108(5):822–831. https://doi.org/10.1016/j.fertnstert.2017.08.013

Spahn, A. (2019). Heteronormative Biopolitik und die Verhinderung von trans Schwangerschaften. In M. N. Appenroth & M. do Mar Castro Varela (Hrsg.), Trans & Care: Trans Personen zwischen Selbstsorge, Fürsorge und Versorgung (S. 167–186). Bielefeld: Transcript. https://doi.org/10.1515/9783839445990-010

Speechley M, Stuart J, Modecki KL (2024) Diverse gender identity development: a qualitative synthesis and development of a new contemporary framework. Sex Roles J Res 90(1):1–18. https://doi.org/10.1007/s11199-023-01438-x

Spizzirri G, Eufrásio R, Lima MCP, de Carvalho Nunes HR, Kreukels BPC, Steensma TD, Abdo CHN (2021) Proportion of people identified as transgender and non-binary gender in Brazil. Sci Rep 11(1):Artikel 2240. https://doi.org/10.1038/s41598-021-81411-4

Stangor C (2009) The study of stereotyping, prejudice, and discrimination within social psychology: a quick history of theory and research. In: Nelson TD (Hrsg) Handbook of prejudice, stereotyping, and discrimination. New York: Psychology Press, S 1–22

Striebich S, Plappert C (2023) Geschlechtersensible Sprache in der Hebammenarbeit: Wieviel sprachliche Geschlechterneutralität verträgt sich mit dem Schutz der Vulnerabilität von Müttern und ihren Kindern? Ein Diskussionsbeitrag. Zeitschrift für Hebammenwissenschaft 11(1):15–20

Stroumsa D, Moniz MH, Crissman H, Dalton VK, Tilea A, Pfeiffer PN, Marsh EE (2023) Pregnancy outcomes in a US cohort of transgender people. JAMA 329(21):1879–1881. https://doi.org/10.1001/jama.2023.7688

Strunk G, Schiepek G (2006) Systemische Psychologie. Eine Einführung in die komplexen Grundlagen menschlichen Verhaltens. München: Spektrum.

Stubbe DE (2018) The therapeutic alliance: the fundamental element of psychotherapy. Focus – J Lifelong Learn Psychiatry 16(4):402–403. https://doi.org/10.1176/appi.focus.20180022

Suárez MI, Stackhouse EW, Keese J, Thompson CG (2023) A meta-analysis examining the relationship between parents' sexual orientation and children's developmental outcomes. J Fam Stud 29(4):1584–1605. https://doi.org/10.1080/13229400.2022.2060121

Tauber RT (1997) Self-fulfilling prophecy. A practical guide to its use in education. Westport: Praeger.

Testa RJ, Habarth J, Peta J, Balsam K, Bockting W (2015) Development of the gender minority stress and resilience measure. Psychol Sex Orientat Gend Divers 2(1):65–77. https://doi.org/10.1037/sgd0000081

Thies B (2010) Kognitive Repräsentationen in der Grundschule. Frankfurt a. M.: Peter Lang Verlag.

Thies B, Hackbart M (2021) Diversity Management als Handlungsfeld im Gesundheitswesen. In: Hackbart M (Hrsg) Gesunde Vielfalt pflegen 2. Ansätze zu sexueller und geschlechtlicher Vielfalt in Prävention, Intervention und Rehabilitation. Göttingen: Waldschlösschen Verlag, S 167–185

Thöle NK, Schwenger-Fink C (2025) Diagnose Trisomie 21. Kommunikation in herausfordernden Situationen. Hebammen Wissen 6(1):52–55. https://doi.org/10.1007/s43877-024-1266-y

Tillmanns M (2015) Intergeschlechtlichkeit. Impulse für die Beratung. Gießen: Psychosozial-Verlag.

Tirler J (2024) Nicht-binäre Charaktere in zeitgenössischen fiktionalen Bewegtbildern. Verkörperung, Cringe-Momente und das Sichtbarkeitsparadox. TFMJ J Theater Film Media Studies 68(1–2):105–126. https://doi.org/10.7767/tfmj-2024-681-207

Tischoff C (2020) Menschenbilder der Gesundheit: (Ent-)Pathologisierung und Normverständnis. In: Hackbart M (Hrsg) Gesunde Vielfalt pflegen. Zum Umgang mit sexueller und geschlechtlicher Vielfalt in Gesundheit, Pflege und Medizin. Göttingen: Waldschlösschen Verlag, S 91–111

T-Online (2023, 6. Dezember) Das denken die Deutschen übers Gendern. https://www.t-online.de/nachrichten/panorama/id_100297052/gendern-80-prozent-der-deutschen-lehnen-es-ab-exklusive-t-online-umfrage.html

TransInterQueer (2016) Medizinische Eingriffe an Inter* und deren Folgen: Fakten & Erfahrungen. TransInterQueer & IVIM/OII Deutschland. Berlin: TransInterQueer. https://www.transinterqueer.org/wp-content/uploads/2021/11/TrIQinfo-med-eingriffe_2016.pdf

Truffer D, Bauer M (2021, 12. März) Written comments on case M. v. France, application no. 2821/18 at the European Court of Human Rights (ECHR). https://intersex.shadowreport.org/

Trutkowski E, Meinunger A (Hrsg) (2024) Gendern. Auf Teufel*in komm raus? Berlin: Kulturverlag Kadmos.

Turban JL, Beckwith N, Reisner SL, Keuroghlian AS (2020) Association between recalled exposure to gender identity conversion efforts and psychological distress and suicide attempts among transgender adults. JAMA Psychiatry 77(1):68–76. https://doi.org/10.1001/jamapsychiatry.2019.2285

Turner D, Briken P, Nieder TO (2020) Geschlechtsinkongruenz, Geschlechtsdysphorie und Trans-Gesundheit. PSYCH up2date 14(4):347–363. https://doi.org/10.1055/a-0973-2535

Unabhängige Bundesbeauftragte für Antidiskriminierung (2024) Rechtliche Einschätzung staatlicher „Genderverbote". Berlin: Antidiskriminierungsstelle des Bundes. https://www.antidiskriminierungsstelle.de/SharedDocs/downloads/DE/publikationen/Standpunkte/05_genderverbot.html

UK Government Equalities Office (2021, 29. Oktober) An assessment of the evidence on conversion therapy for sexual orientation and gender identity. https://www.gov.uk/government/publications/an-assessment-of-the-evidence-on-conversion-therapy-for-sexual-orientation-and-gender-identity

United Nations Human Rights Office of the High Commissioner (2020) Practices of so-called "conversion therapy" – Report of the Independent Expert on protection against violence and discrimination based on sexual orientation and gender identity. https://www.ohchr.org/en/calls-for-input/report-conversion-therapy

Van Stein KR, Kleinn N, Randall AK, Lannutti PJ, Gandhi Y, Martos T, Meuwly N, Rosta-Filep O, Siegel M, Ditzen B, Fischer MS (2023) Internalisierte Transnegativität, Resilienzfaktoren und psychische Gesundheit in einer Stichprobe geschlechtlicher Minderheiten in Deutschland und der Schweiz. Z Klin Psychol Psychother 52(4):216–228. https://doi.org/10.1026/1616-3443/a000730

Vereinte Nationen (o. J.) Intersex. https://www.unfe.org/en/know-the-facts/challenges-solutions/intersex. Zugegriffen am 28.06.2025.

Von Schlippe A, Schweitzer J (2016) Lehrbuch der systemischen Therapie und Beratung 1. Das Grundlagenwissen, 3. Aufl. Göttingen: Vandenhoeck & Ruprecht.

Voß H-J (2012) Intersexualität – Intersex. Eine Intervention. Münster: Unrast.

Voß H-J (2018) Geschlecht: Wider die Natürlichkeit, 4. Aufl. Stuttgart: Schmetterling Verlag.

Voß H-J (2021) Verankerung der Wissens- und Kompetenzentwicklung zu den Themen Trans- und Intergeschlechtlichkeit in den Bildungslehrplänen und Curricula von Ausbildungs- und Studiengängen relevanter Sozial- und Gesundheitsberufe. Policy Paper. Hochschule Merseburg

Wagenknecht P (2007) Was ist Heteronormativität? Zur Geschichte und Gehalt des Begriffs. In: Hartmann J, Klesse C, Wagenknecht P, Fritzsche B, Hackmann K (Hrsg) Heteronormativität. Empirische Studien zu Geschlecht, Sexualität und Macht. Wiesbaden: VS Verlag für Sozialwissenschaften, S 17–34

Warschburger P (2009) Beratungspsychologie. Heidelberg: Springer. https://doi.org/10.1007/978-3-540-79044-0

Watzlawik M (2020) Sexuelle Orientierungen und Geschlechtsidentitäten: thinking outside the box(es)? Überlegungen aus entwicklungspsychologischer Perspektive. In: Timmermanns S, Böhm M (Hrsg) Sexuelle und geschlechtliche Vielfalt. Interdisziplinäre Perspektiven aus Wissenschaft und Praxis. Weinheim: Beltz Juventa, S 22–39

Weinberger S (2013) Klientenzentrierte Gesprächsführung. Lern- und Praxisanleitung für psychosoziale Berufe, 14. Aufl. Weinheim: Beltz Juventa.

Weißflog MI, Grigoryan K (2024) Gender categorization and stereotypes beyond the binary. Sex Roles 90(1):19–41. https://doi.org/10.1007/s11199-023-01437-y

World Health Organization (2020) Basic documents, 49. Aufl. Genf: World Health Organization. https://apps.who.int/gb/bd/

Wendeler J (1996) Psychologie des Down-Syndroms, 2. Aufl. Bern: Huber.

West C, Zimmerman DH (1987) Doing gender. Gend Soc 1(2):125–151. https://doi.org/10.1177/0891243287001002002

Winkler C, Babac E (2022) Birth Justice. Die Bedeutung von Intersektionalität für die Begleitung von Schwangerschaft, Geburt und früher Elternschaft. Österreichische Zeitschrift für Soziologie 47(1):31–58. https://doi.org/10.1007/s11614-022-00472-5

Wippermann C (2014) Kinderlose Frauen und Männer. Ungewollte und gewollte Kinderlosigkeit im Lebenslauf und Nutzung von Untersützungsangeboten. Berlin: Bundesministerium für Familie, Senioren, Frauen und Jugend.

YouGov (2023, 7. März) Finden Sie geschlechtergerechte Sprache, sogenanntes Gendern (z.B. Lehrer*in / LehrerIn), wichtig oder unwichtig? https://yougov.de/topics/society/survey-results/daily/2023/03/07/5cbaa/2

Young IM (1990) Justice and the politics of difference. Princeton: Princeton University Press. https://doi.org/10.2307/j.ctvcm4g4q

Zeeman L, Sherriff N, Browne K, McGlynn N, Mirandola M, Gios L, Davis R, Sanchez-Lambert J, Aujean S, Pinto N, Farinella F, Donisi V, Niedźwiedzka-Stadnik M, Rosińska M, Pierson A, Amaddeo F, Health4LGBTI Network (2019) A review of lesbian, gay, bisexual, trans and intersex (LGBTI) health and healthcare inequalities. Eur J Pub Health 29(5):974–980. https://doi.org/10.1093/eurpub/cky226

Zick A (2020) Rassismus. In: Petersen L-E, Six B (Hrsg) Stereotype, Vorurteile und soziale Diskriminierung. Theorien, Befunde und Interventionen, 2. Aufl. Weinheim: Beltz, S 125–135

Zindel Z, de Vries L (2024) Career sacrifice for an LGBTQ*-friendly work environment? A choice experiment to investigate the job preferences of LGBTQ* people. PLoS One 19(6):Artikel e0296419. https://doi.org/10.1371/journal.pone.0296419

Zu Sayn-Wittgenstein F (Hrsg) (2007) Geburtshilfe neu denken. Bericht zur Situation und Zukunft des Hebammenwesens in Deutschland. Bern: Huber.

FSC
www.fsc.org
MIX
Papier | Fördert
gute Waldnutzung
FSC® C083411

Kolibri 360 GmbH
Ferdinand-Jühlke-Straße 7
99095 Erfurt, Deutschland
produktsicherheit@kolibri360.de